O PODER CURADOR DA NAI NATUREZA

Yogacharya Shri Anmol Yadav

Táboa de contidos

Prefacio

Queridos lectores

Este libro é a miña propia historia. Aprendín moito das miñas experiencias vitais. As áreas de experiencia son a alimentación correcta, ayurveda, naturopatía, espiritualidade e coñecemento divino. Sexa cal sexa o coñecemento que adquira hoxe, a orixe do mesmo é a miña enfermidade de dous anos. Se non tivese padecido estes dous anos, non me tocaría este coñecemento. Antes de 2018 estaba completamente saudable. Sufrín enfermidades desde abril de 2018 ata xaneiro de 2020. Estou completamente saudable desde febreiro de 2020 ata hoxe agosto de 2022. Desde febreiro de 2020 ata hoxe, por graza de Deus, non comín nin unha soa pílula medicinal. Teño plena fe en que por moitos anos que viva, nunca me enfermarei ese ano. Isto só é posible a través do coñecemento. Só vou compartir este coñecemento con todos vós. Así que acompáñame nesta viaxe na que che contarei como me doentei. Durante dous anos non souben cantos medicamentos tomei e visitei infinidade de médicos. A partir do ano 2020 febreiro, comecei a facer cambios na miña dieta, principalmente alimentos naturais, que acabaron con todas as miñas enfermidades. Isto non é un milagre, senón unha ciencia completa. Os coñecementos que adquirirá despois de ler este libro son principalmente os seguintes. Como se forma o gas no corpo e que facer para que non se forme gas no corpo en absoluto. Por que se forma a acidez? A súa cura completa a través dos alimentos. Que causa o estreñimiento e o seu tratamento. O 90% das enfermidades do mundo xorden por estas tres razóns, se as curas, o resto das enfermidades curaranse automaticamente. Dividín este libro en tres partes. A primeira parte é a historia da miña vida. Nesta sección atoparás detalles tanto da enfermidade como do seu tratamento. A segunda parte é de Ayurveda na que definimos Ayurveda nunha linguaxe sinxela. A terceira parte é de Espiritualidade e Bhagavad Gita mediante o cal poderás curar o teu corpo sutil, é dicir, a mente. Despois de coñecer a Deus, poderás coñecer o xeito correcto de vivir a vida.

Capítulo 1 - Durante a enfermidade

Desequilibrio de microbios intestinais

Isto é de xaneiro de 2018. Teño dor de dentes. Vou a un hospital civil. O médico dáme algúns medicamentos, incluído un antibiótico. A miña dor de dentes cúrase tomando estes medicamentos. Hai un problema cos antibióticos. Isto crea un desequilibrio nos nosos microbios intestinais. Cando usamos antibióticos, moitas bacterias boas morren no estómago. Chamámoslle a este proceso Desequilibrio de microbios intestinais. Isto debilita o poder dixestivo do estómago.

Efectos secundarios de comer allo

A verdadeira historia comeza en abril de 2018. Unha noite tiven fame. Había uns gramos na despensa da oficina, que consumín. O meu poder dixestivo xa estaba esgotando e despois de consumir gramos, ao día seguinte sentín malestar e dor leve no estómago. Vou a un médico e tomo algúns medicamentos, pero non teño alivio. Despois diso, como un dente de allo pola noite. Ao día seguinte despois de comer allo, sinto calor no estómago e o gas deixa de saír completamente do estómago. Noutras palabras, non puiden sacar o gas que se producía no estómago. Podes entender cal será o estado dunha persoa que ten gas no estómago pero se non é capaz de eliminar o gas. Despois fun a un hospital civil. De alí trouxo algúns medicamentos que lle daba o doutor. Despois de tomar eses medicamentos, a calor no meu estómago reduciuse un pouco, pero aínda non puiden eliminar o gas que se formara no meu estómago. Despois diso fun a un gastroenterólogo privado (doutor 1), é dicir, médico do estómago. Despois de todas as probas clínicas, déronse algúns medicamentos. Mesmo despois de tomar eses medicamentos, os meus problemas seguían sendo os mesmos.

Efectos secundarios do antibiótico de claritromicina

É cuestión de agosto de 2020, era a época das chuvias naqueles días. Dende que empezou a chover, cando me espertaba pola mañá, empezaba a entrar ácido no estómago. Antes facía ácido, hoxe sábese, pero daquela non entendía o que pasaba no estómago. Ata ese momento non había información sobre o que é a acidez. Hoxe, co coñecemento que acadei sobre os gases, a acidez, o estreñimiento e a saúde en xeral, seguirei saudable ao longo da miña vida. A enfermidade é simplemente falta de información e nada máis.

A acidez creábase só un pouco e adoitaba permanecer saudable durante todo o día, polo que non acudín a ningún médico. Despois duns días, a acidez comezou a tomar unha forma terrible. O 15 de agosto de 2020 fun a un gastroenterólogo privado (doutor 2) pola noite. Ese día non deu ningún medicamento e dixo que mañá lle fará a endoscopia e despois daráselle o medicamento despois de ver o informe. A endoscopia fíxose ao día seguinte e a infección por Gastritis H. Pylori apareceu no informe. O médico deu medicamentos durante 15 días. Ao non ver alivio destes medicamentos, despois de 15 días acudiu de novo ao médico. Nesta ocasión, o médico prescribiu o kit H Pylori no que os principais medicamentos eran claritromicina, amoxicilina e pantoprazol. Despois de tomar estes medicamentos, o meu estado empeorou en dous días. Cando fun de novo ao médico, o doutor dixo que se quere acabar coa infección por H Pylori, entón o curso destes medicamentos terá que completarse. Comecei a tomar medicamentos de novo, esta vez puiden tomar medicamentos durante catro días. Pero esta vez, despois de consumir estes medicamentos, comezaron diferentes problemas. Estaba fóra do meu control, o meu corpo estaba quente, e o meu latexo cardíaco tamén estaba a ser anormal. Esta era a primeira vez que experimentaba tal cousa en toda a miña vida. A dor pódese tolerar, pero se unha persoa non ten o control de si mesma, entón a mente di onde correr. Aquela noite parecía que a miña última vez estaba preto. Fun sentar nun recuncho da terraza, e fun forte a tomar o nome de Deus. Non sei cal era o poder no nome de Deus, pero nos próximos minutos estaba completamente tranquilo. A miña ansiedade desapareceu. Estaba completamente no meu control. Os síntomas anteriores que sentín eran un efecto secundario dun antibiótico chamado claritromicina.

Efectos do antibiótico de claritromicina na glándula tiroide

Os síntomas anteriores que sentín, algunha parte aínda estaba presente no meu corpo. En catro días o meu corpo estaba completamente seco. Todos os ósos eran visibles. Eu teño medo. Eu decatara de que ocorreran algúns grandes cambios no meu corpo, que seguía cambiando aínda máis. Despois diso vou ao hospital máis grande da miña cidade. Estou ingresado no hospital, e todas as miñas probas están feitas. Na investigación realizáronse principalmente TAC, resonancia magnética do abdome, ecografía, RADIOGRAFÍA e todas as análises de sangue. Todos os informes fóron normais durante toda a investigación. Só aumentou o nivel de TSH. O doutor deume un medicamento chamado Thyronorm e díxome que este medicamento non debe ser parado de por vida.

Efectos bos e malos do leite

Dándolle un oco á miña historia, gustaríame falar sobre o leite, despois de novo seguiremos coa nosa historia. Dende o ano 2000 ata o ano 2010 non consumín leite. Durante este tempo o meu corpo era delgado, áxil, sempre enérxico e cheo de positividade. Comecei a beber leite desde o ano 2010 e continuou ata febreiro de 2020. Desde o ano 2010 ata o 2017 só obtiven bos resultados co leite. Durante isto, o meu peso aumentara nunha cantidade equilibrada ao beber leite. Beber leite fíxome sentir con enerxía e feliz durante todo o día. O día en que non bebía leite, adoitaba sentirme menos enerxía e menos feliz no corpo. Debido a estas calidades do leite, volvínme adicto a beber leite. Estas foron algunhas das boas calidades do leite.

Os días nos que a Acidez comezou en agosto de 2018. Daquela tamén consumía leite. O principal motivo da formación de acidez aquí foi a chuvia e o consumo de leite. Non sabía naquel momento que a principal razón para a formación de acidez é a inxestión de leite na época de choivas. Non era consciente de que o que está a pasar no meu corpo é a acidez. Hoxe, cando coñezo todos os misterios do corpo, podo ver moi ben as causas pasadas. Se o poder de dixestión é débil, o leite produce tanto gas como acidez. Entón, dende o punto de vista dos coñecementos que teño adquirido, diría que despois de facernos adultos debemos deixar de beber leite por completo. O consumo de leite aumenta o peso. O leite produce tanto gas como acidez. Iso é o máis importante. O gas e a acidez son a base do 70% das enfermidades do mundo. Se eliminamos a causa raíz, o 70% das enfermidades poden desaparecer do mundo.

O noso corpo produce tanto colesterol como o noso corpo necesita. Hai basicamente dúas fontes de colesterol no noso corpo. A primeira fonte é o noso corpo, o noso propio corpo produce colesterol segundo o requirimento. A segunda fonte básica son os produtos animais, que consisten principalmente en leite e carne. O colesterol aumenta só cando tomamos máis colesterol do exterior. Se se para o leite e a carne, o aumento do colesterol estará baixo control. Aquí por leite refírome a todos os produtos feitos con leite como o leite, o ghee, a manteiga, o requeixo, o soro de leite, o paneer, todos os doces feitos con leite.

Levántate a medianoite e come

En novembro, decembro de 2018, estaba pasando por un problema estraño. Sempre que durmía pola noite, o son dalgún ruído saía do meu estómago. Estaba durmindo. Eu adoitaba estar esperto ata a mañá. Engadíronse dous novos problemas como a calidade da voz e o insomnio. O son de virtuosidade no estómago adoitaba chegar despois de catro horas de tomar comida. Durante todos estes problemas, o meu peso tamén se reduciu moito. Para desfacerme do problema da virtude, levanteime no medio da noite e empecei a comer. Ese ruído estaba relacionado cun estómago baleiro. Alguén fai iso ben? Dálle calquera problema.

Discusión detallada sobre o gas e a acidez

O ano 2018 pasou. Os meus problemas aínda estaban aí. Aínda estaba tomando de 2 a 3 medicamentos, principalmente Thyronorm para o control da TSH, que había que tomar co estómago baleiro en canto espertase pola mañá, outro medicamento era para o control de gases e acidez, que había que tomar media hora antes. comidas. Pense en consultar a outro Gastroenterólogo (Médico 3) en xaneiro de 2019. Este doutor era moi famoso. As súas tarifas de consulta e outras probas foron de taxas extremadamente altas. Houbo un pensamento na miña mente, os honorarios destes médicos son tan caros, quizais poida ser curado por eles. Cando unha persoa está molesta, pensa con moitos trucos diferentes. Tiven unha situación semellante. Despois da visita do médico, tamén lle fixo unha colonoscopia, e todas as análises de sangue. Fai algunhas probas fóra da clínica, tomografía computarizada do abdome e do tórax, radiografías, etc. Houbo algo de alivio cos medicamentos dados por este médico. As drogas que escribira eran principalmente Normaxin e Providac. Providac era principalmente unha cápsula dun tipo de boas bacterias. Estes medicamentos eliminaron o problema das propiedades do estómago, pero só se atopou un beneficio do 30% noutros problemas estomacais. Eu era totalmente dependente das drogas. Se non tomas medicamentos, os problemas serán peores.

Intento infructuoso de deixar as drogas para a tiroides

Todos os médicos estiveron da mesma opinión sobre os medicamentos da tiroides, que unha vez que se inicia esta pílula, hai que comer de por vida. Nunca puiden aceptar isto que dicían os médicos. O meu intelecto adoitaba dicir que se unha enfermidade ocorreu unha vez no corpo, entón as razóns polas que se produciu esa enfermidade, se se traballa nesas razóns, entón esa enfermidade pódese curar desde a raíz. Non entendo por que os médicos din que se a tiroide aparece unha vez, hai que tomar unha pílula de por vida. Para ser honesto, en parte o que dixo o doutor é certo. Pero non a verdade completa. En realidade, unha vez que comezamos a tomar a pílula da tiroide, a pílula da tiroide só se converte na túa muller. Quero dicir que este medicamento é tan terrible que nunca poderás parar. Incluso o intentarás pero fracasarás. Só dicir que se formou a relación desa pílula, que non pode saír nin intentando. Sempre que solte o medicamento, este medicamento asustaráche. Indícanos o asustado que é este medicamento. Despois de deixar esta pílula, os síntomas negativos aparecen despois de dous días. O primeiro síntoma é o nerviosismo, segundo a sudoración por todo o corpo, a terceira presión arterial é alta, non se sente ben, a mente non está baixo control. En xeral, este medicamento é un labirinto. É moi difícil saír de quen quedou atrapado unha vez. Intentei deixar a pílula da tiroide entre catro e cinco veces en dous anos de enfermidade. Pero fracasou cada vez. Cada vez que fallo, levántame e téntao de novo. O problema con esta pílula era que tiña que tomarse inmediatamente despois de levantarse da cama pola mañá cedo. Agora o problema con isto é que estás recordando a ti mesmo a través dunha pílula que tes tal ou tal enfermidade. A miña pregunta é, supoña que aínda que o seu nivel de TSH estea no rango normal, non pode saltar esta pílula. Tan pronto como libere a pílula, os síntomas mencionados anteriormente aparecerán no seu corpo e o seu nivel de TSH volverá a subir. Esta pílula controla o nivel de TSH pero o corpo vólvese adicto a esta pílula. Comín moitos medicamentos receitados polos médicos durante a miña enfermidade, pero a adicción negativa que había nesta pílula non estaba en ningunha outra. Saín do labirinto desta medicina, cuxa explicación atoparase nos próximos capítulos.

FProblema de latulencia

No ano 2019 comeza a estación de chuvias e os meus problemas comezan a empeorar. Estou pensando en consultar outro médico. Neste momento estaba tomando un total de catro medicamentos. Estes inclúen Thyronorm, unha pílula de gas antes da comida, Providac e Normaxin. A pesar de tomar todos estes medicamentos, estaba moi molesto. Estes problemas inclúen principalmente a formación de gases e a dor de gas, a formación de ácido e a acidez debido á dor, nerviosismo, non gozar da vida, como se a vida se vivise só empurrando, a perda de peso, aínda que non é un problema pero o sei hoxe. Os meus primeiros pensamentos sobre o peso foron diferentes, perdera moito peso que quería recuperar. Despois de ter tiroide, o meu corpo tornouse como unha pila de area. Fai un traballo duro e o outro lado adoitaba colapsar. É dicir, un intento de aumentar o peso por unha banda e, por outra banda, o peso adoitaba diminuír de novo. Deste xeito, tamén se producía a loita polo peso. Un novo problema naceu estes días. Pola noite entre as catro e as seis, o estómago adoitaba incharse coma un globo. Debido a iso tamén era difícil respirar.

Ao ver todos estes problemas, mostrouse ao doutor un novo Gastroenterólogo (médico especialista en estómago). O novo doutor tamén fixo todas as súas investigacións de novo. Os medicamentos escritos por el eran case os que receitaban os médicos anteriores. O único medicamento recentemente introducido foi un medicamento para a flatulencia. O medicamento para a flatulencia funcionou só durante 9 a 10 días e de novo o problema tornouse o mesmo. Despois de consultar a catro Gastroenterólogos diferentes (especialistas en estómago), entendín moi ben unha cousa. Usaran o máximo número de medicamentos que tiñan. Agora xa non quedaba máis que iso. Porque todos os expertos receitaban o mesmo tipo de medicamentos torcendoos.

Inclinándose polo tratamento da homeopatía

Despois de tomar o máximo tratamento en Alopatía, inclinábame pola Homeopatía. Pensando que quizais este problema se poida tratar en Homeopatía, con estes pensamentos acudín á Clínica de Homeopatía máis grande da cidade. Despois de ver moitas preguntas e informes, deu algúns medicamentos. Despois de tomar estes medicamentos, os meus problemas empeoraron. Aprazei este tratamento aquí mesmo.

Outra cousa que era común na alopatía era que ningún médico falara de comida ata agora. Hoxe sorpréndeme que haxa un método tan grande no que non se fala da comida.

Inclinándose polo tratamento ayurvédico

Canto tentamos recuperar a saúde do noso corpo. Pero cando temos esta saúde, entón non a apreciamos. Porque está dispoñible de balde. Tamén sabemos o prezo do amor que loitamos por conseguir. Canto antes saibamos isto, mellor para nós. Hoxe perdín a saúde e volvín a atopala, sei o seu valor. Coñezo o prezo, por iso estou escribindo este libro. Para min este meu coñecemento é o máis valioso do mundo. Miles de millóns de rupias e xoias de diamantes custan cero diante deste coñecemento para min.

Despois de tomar o tratamento con dous tipos de métodos, cando non saíu ningunha solución, entón pensei en facer o tratamento co método ayurvédico. Cheguei a un hospital ayurvédico con todos os meus informes. Despois de inspeccionar todos os informes alí e despois dun cuestionario, escribiu algúns medicamentos ayurvédicos. Houbo un leve alivio destes medicamentos ayurvédicos, pero non foi suficiente. Seguín tomando medicamentos durante varios meses pensando en que quizais agora estes medicamentos funcionasen, pero todo foi en balde. Hoxe, cando rematei o estudo do Ayurveda, vexo que os medicamentos ayurvédicos estaban alí nese tratamento, pero o Ayurveda non estaba alí. Esta é a razón pola que o Ayurveda queda por detrás da alopatía. Hoxe souben que o coñecemento da Alopatía é moi pequeno fronte ao Ayurveda. Hoxe en día un médico ayurvédico trata sobre as liñas da alopatía. Aínda máis importantes que os medicamentos ayurvédicos en Ayurveda son as regras do Ayurveda, que temos que seguir. Lembro a miña historia, o médico só me deu medicamentos, pero non falou dos principios do Ayurveda, entón como podo obter algún beneficio no tratamento. Por iso digo que había medicina ayurvédica pero non había ayurveda. O 2019 tamén rematou co ano 2018, e os meus problemas foron os mesmos.

Capítulo 2 - Conectando coa Natureza

Traslado de oficina

A partir de aquí estivo a piques de engadir un novo capítulo na miña vida. O cambio máis grande da miña vida estaba a piques de ocorrer. En novembro de 2019, a miña oficina trasladouse a un novo lugar. A especialidade desta oficina era que tiña dous grandes parques a cada lado. Debido a que non hai moito traballo na oficina, comecei a pasar a maior parte do tempo nestes parques. Despois de xantar, ía ao parque e alí deitábame no chan. Decateime dunha cousa de que o meu xantar era facilmente dixerido. Eu tiña entendido unha cousa que o efecto da natureza é sobre o noso corpo. Afecta ás nosas enfermidades. Agora adoitaba ver menos na oficina e máis nos parques. Pasaron dous ou tres meses facendo isto.

Primeiro uso de alimentos naturais

Foi un día no que decidín que por que non facer un cambio completo na dieta. Esta decisión foi comer só ensalada durante todo o día. A mesma noite merquei todos os ingredientes da ensalada e leveino para a casa. Nunca esquecerei ese día do 5 de febreiro de 2020 que cambiou a miña vida e a mantivo. Estimados lectores, recordade esta data porque esta data vai ser utilizada moitas veces. Pola mañá fun á oficina despois de comer só ensalada e tomei só ensalada para xantar. Despois de chegar á oficina, despois de completar algunhas das miñas tarefas, fun ao parque como de costume. Hoxe o aire do parque parecía tan frío e perfumado que non podo escribir moito con palabras. Despois de comer ensalada durante todo o día, á noite, estaba esgotado, non fisicamente senón coa lingua. Físicamente, tiña máis forza que outros diariamente. Despois de ser maltratado pola lingua, levo a casa comida cociñada. En xeral, estaba feliz de que polo menos puiden converter dúas comidas de tres.

Primeiro uso do enema

Despois de 4 a 5 días de comezar a dieta, tamén merquei o kit de Enema. Fíxeno a mesma noite que o merquei. Tiña moitas ganas de facer Enema porque o meu estómago non se limpou correctamente durante moitos meses. Por iso tiña moitas esperanzas de Enema de que limpase completamente o estómago. Na última fase dos problemas, entendín que se o estómago comeza a limpar correctamente todos os días, todos os meus problemas rematarán automaticamente. Durante os primeiros 7 días, o enema fíxose tanto pola mañá como pola noite e durante os seguintes 7 días só á vez, é dicir, á primeira hora da mañá. A partir de entón, o enema foi detido ao rematar o seu traballo. O enema limpa principalmente o colon. Despois de limpar o colonos, se se come alimentos puros, o estómago comeza a limpar automaticamente. Gustaríame compartir con todos vós algunhas experiencias relacionadas con Anima. Aínda recordo a noite na que fixen o enema por primeira vez, coma se do meu corpo saíse algún veleno. Do interior do corpo saíu unha substancia negra semellante ao carbón do interior do material de refugallo. Hoxe saían moitos meses de sucidade. E esta experiencia foi tan tremenda para min que compartín esta cousa con todos. Despois deste efecto do enema había unha pregunta na miña mente que por que non sabía sobre o enema antes.

Beba zume verde

Despois de facer o enema, o estómago adoitaba estar limpo pero era bastante tarde, quería que o estómago estivese claro pola mañá. Para iso, empecei a tomar zume verde en canto espertei pola mañá. O primeiro zume verde foi espinaca e tomate. O segundo zume verde era de cabaciña amarga. Calquera dos dous adoitaba consumir zume. O estómago queda claro despois dunha hora e media despois de tomar zume verde de espinacas e tomate. O estómago foi limpar só despois de media hora de tomar zume de cabaza amarga. O zume de espinaca e tomate é moi fácil de tomar e ten un sabor un pouco delicioso. Pero tomar zume de cabaza amarga é un pouco difícil. O zume de cabaza amarga causa unha leve dor no estómago durante os primeiros tres ou catro días, polo que non se debe entrar en pánico. O zume de cabaza amarga limpa moi ben o estómago, é dicir, a palla elimina a palla. A enfermidade non era máis que a propia suciedade.

Como facer zume verde

Zume verde de espinacas e tomate: - Tomar medio cacho de espinacas e un tomate. Lave os dous ben. Córtao en anacos pequenos e méteo na batidora. Engade 150 ml de auga e mestúrao. Filtralo por unha peneira e bebelo.
Zume verde de cabaza amarga: - Toma dúas ou tres cabaciñas amargas de tamaño mediano. Cortar en anacos pequenos e eliminar as sementes. Poñelo nunha batidora e engade tamén 250 ml de

auga. Filtralo e bebelo, e tamén bebe un vaso de auga pura.

Eu consumín zume verde continuamente durante dous anos. Adoitaba consumir estes dous zumes verdes durante todo o ano, principalmente no inverno, adoitaba consumir zume de tomate e zume de cabaciña amarga no verán.

Fin de todas as drogas

Despois de tomar só ensalada durante o día e comida caseira na cea, todos os medicamentos foron parados nos próximos sete días, só o medicamento Thyronorm continuou. Nos días en que cambiei de dieta, consumía uns 6 medicamentos, dos cales 5 acabaran.

A historia de deixar Thyronorm

Thyronorm, que é principalmente un medicamento para a tiroide, prescríbese para controlar o nivel de TSH. Un dos problemas máis grandes e principais de Thyronorm que experimentei é difícil de expresar con palabras, pero intentarei. Antes había unha sensación tremenda na miña vida despois de tomar este medicamento. É difícil plasmar este sentimento en palabras. Antes había unha actitude ao facer as cousas. Estaba energizado durante todo o día. Estaba cheo de enerxías positivas. Todas estas cousas estaban dentro de min, pero dende que comecei a tomalo, todas estas cousas desapareceran da miña vida. Agora na miña vida nin ese tremendo sentimento nin esa actitude. A vida só estaba sendo vivida. Para min esta vida non era vida senón que se converteu nunha carga. Como se me castigasen por algún erro e estivese sufrindo ese castigo. Só quería desfacerme desta pílula. Estratexia para deixar esta pílula despois de 10-15 días de cambio na dieta. A estratexia foi reducir a droga a só 6,25 mcg por semana. Facendo isto, o meu corpo non sente que deixei o medicamento. Naqueles días adoitaba tomar Thyronorm 50 mcg. Tamén había unha estratexia nisto, que un día comería os 50 mcg completos, e ao día seguinte comería 37,50 mcg, é dicir, 12,50 mcg menos. Se fago os cálculos deste xeito, entón comín menos 6,25 mcg de medicamento nunha semana. Deste xeito, parara a droga enteira nun mes e medio reducindo a droga a 6,25 mcg por semana. Aprendín de experiencias pasadas que tres días despois de deixar o medicamento, o efecto negativo vén sobre o corpo. É por iso que fixen esta estratexia de que despois de reducir 12,50 mcg un día seguido, ao día seguinte debería tomarse a pílula completa de 50 mcg.

A miña experiencia é que a aparición e o aumento da TSH, a falta de control da glicosa, o aumento da incidencia da presión arterial, o descontrol do colesterol, etc. é só un resultado, e traballar no resultado non levará ao éxito. Hai un motivo detrás do resultado. Hai que traballar por ese motivo. Podo dicir esas razóns en só cinco palabras. Gas, Acidez, Estrinximento (é dicir, non limpar o estómago), Kapha e mente descontrolada. Esta é a causa principal do 90% das enfermidades do mundo. Todos os médicos do mundo traballan só no resultado, é dicir, síntomas, que vin nos meus dous anos de enfermidade. Pero o coñecemento antigo do noso país, o Ayurveda, funciona por estas razóns. Pero os médicos ayurvédicos actuais tampouco seguen este coñecemento, senón que copian outras patoloxías. Polo tanto, o tratamento ayurvédico non produce ningún resultado específico.

A miña experiencia nas probas

Estou falando de análise de sangue, TC, resonancia magnética, endoscopia, colonoscopia. Cal é o significado destes informes? Nin digo que careza de sentido nin digo que careza de sentido. Eu digo que un médico experimentado debe saber cal é o problema só a partir da descrición dunha persoa dos seus problemas. Pero aquí, xunto cos detalles, tamén se examina todo o corpo e a pesar destas inspeccións non se atopa a solución. Como se menciona en Ayurveda, se se traballa nos tres motivos, todas as investigacións perderán sentido. Se a causa raíz do problema é só tres, entón cal é a necesidade de investigación, por que non traballar directamente nesas razóns. A quinta razón que mostrei é que a mente descontrolada nin sequera fala diso. Ningunha máquina do mundo pode dicir as razóns que eu amoso, pero só unha persoa pode dicir eses problemas. Así que a investigación non ten moita importancia. Non fixen ningunha proba nos últimos dous anos e medio, nin o farei o resto da miña vida. Aprendín a estar saudable. Tamén cheguei a saber como se enferma o corpo. Este non é un gran coñecemento, tamén podes coñecelo.

Saúde significa saúde no corpo e na mente. Na época actual, só se trata o corpo, que tamén sobre os síntomas e non sobre a causa, ninguén trata a mente en absoluto. A non ser que traballemos en ambos os problemas xuntos, non obteremos todos os beneficios. Polo tanto, xunto coa alimentación correcta e natural, hai que asociarse coa espiritualidade. A comida natural cura o corpo e a espiritualidade cura a mente.

Un novo problema despois dun mes de dieta

Hai unha historia case despois de comezar a dieta, da que aprenderás moito. 10 de marzo de 2020 O día de Holi, algúns dos meus amigos veñen á casa. Vendo o meu corpo, comezaron a preguntar se estás ben, quedaches moi débil. Deste xeito, quen vexa ao meu coñecido só diría unha cousa: que te ficaches moi débil. Pero o día de Holi, como fixeron a pregunta, tomeino demasiado en serio. Agora empecei a pensar en engordar dende aquí. Pensei moito sobre que comer para engordar. Obtiven os mellores resultados da dieta nun só mes, polo que tamén coñecín os alimentos correctos e incorrectos. Polo tanto, non podía comer a mesma comida que antes. Se o fixera, os meus problemas volverían, era certo e sabía moi ben. Descubrín unha idea. Pensei por que non comer proteína de soro de leite. Investiguei sobre a proteína do soro de leite, descubrín que tamén ten tres calidades, unha simple, segunda illada, terceira hidrolizada. A diferenza é que Simple é pesado de dixerir, Isolate é mellor que iso e Hydrolyzed non ten que ser dixerido, é de absorción directa. Hydrolyzed é tan caro segundo as súas tarifas que moi poucas persoas o compran. Pedín o hidrolizado, pensando que a molestia da dixestión debería permanecer, debe ser absorbido directamente. Como esta proteína de soro de leite durante uns tres ou catro días e vexo que hai moita queima nos ouriños. Despois diso deixei de comelo. Preguntoume para quen estou engordando. Mentres que coa dieta que estou tomando, os meus problemas reducíronse nun 90% e estarei completamente saudable no futuro. Para quen estou engordando, non virán soportar os meus problemas, terei que soportar.

Entón, por que debería escoitar a alguén? Despois dese día, quen falaba comigo respondería golpeándoo de tal xeito que lle pechase a boca. Se todo o mundo sabe de alí, entón terás unha resposta moi mala. Dende alí ata hoxe nunca pensei en engordar.

Unha cousa máis que me gustaría compartir con vós que nos anos 2012, 2013 e 2014 adoitaba ir ao ximnasio. Nunca tomara Suplementos e Proteínas en Po mesmo despois de facer ximnasio. Pero mira o meu intelecto hoxe aquí, só para que o meu corpo se vexa ben. Hoxe en día vivimos unha vida de espectáculo, non nos importa como vai o noso corpo dende dentro. Para ese episodio, abandonei completamente a vida das aparencias. A única diferenza que me importa é se son forte e saudable por dentro, se a miña mente está chea de pensamentos positivos ou se estou plenamente energizado ou non.

Algúns cambios na alimentación natural durante o confinamento

Ata agora estaba tomando só ensalada durante días enteiros e na cea a comida caseira comida caseira. Pero sabía que se quero recuperarme por completo, tamén haberá un cambio na cea. A comida que estaba tomando para a cea é a seguinte, 4 rotis de trigo, lentellas (principalmente moong masoor e urad dal) temperado e verduras con especias. Estas tres cousas ían causar problemas. Os seus problemas son os seguintes: pan de trigo queda nos intestinos e, en canto bebemos auga, a auga chega aos intestinos, comeza a formarse gas. Todas as leguminosas producen gas e se o corpo é ácido, tamén produce acidez. Pero ten que ter en conta que todas as leguminosas producen gas, sexa unha persoa sa ou unha persoa enferma. As verduras con tempero e especias producen tanto gas como ácido. Pero o interesante que hai que notar aquí é que incluso unha persoa sa que consume as leguminosas producirá gas. Polo tanto, a persoa saudable debe ter en conta que as verduras son mellores que as leguminosas. Non te preocupes pola proteína, falarei máis sobre a súa mellor fonte. Por estes motivos, foi necesario cambiar a comida da cea. Aínda que fosen os detalles que dei aquí, entón non tiña estes coñecementos, pero definitivamente sabía que hai problemas nestes alimentos, porque ao cambiar a dieta do día, aprendera que cal é a diferenza entre alimentos cocidos e crus. comida. Por estes motivos, quería cambiar a comida da cea.

Como experimento, pedín algúns produtos en liña. No que había principalmente tres cousas, Arroz integral, Millo e Avea. Tiven que comelos un por un e asegurarme de que cousa fai gas e ácido e cal non.

Outro cambio durante o bloqueo

Onde ata agora comía só ensalada todo o día, fixen algúns cambios durante o bloqueo. Agora tamén comecei a comer froitas. Nas froitas, comín todas as froitas unha a unha e gardei nota da súa Positividade e Negatividade. Entre as froitas que comín estaban mazás, papaias, uvas, plátanos, ananás, granadas, etc. Comín todas elas de moitas formas diferentes, como comendo unha a unha e 2-2 e

Coma 3-3 froitas xuntos. O mellor que saíu foi que sempre é mellor comer só unha froita á vez. A mellor das froitas que me saíron foi a papaia. A papaia é tan grande que esta froita aínda está incluída na miña dieta e sempre estivo incluída na miña dieta durante os últimos dous anos e medio. Estes días adoitaba tomar papaia pola mañá despois de beber zume verde. Neste momento comecei a comer só bananas. O plátano é un pouco pesado de dixerir, polo que despois dun mes e medio de dieta, comezou a comer plátano. As mellores calidades que vin no plátano foron que un obtén moita forza coméndoo, en segundo lugar, hai algúns elementos deste tipo que manteñen os músculos felices e manteñen os músculos relaxados. Se alguén sofre de insomnio, debe comer plátano. Agora comento contigo toda a dieta durante marzo de 2020. En canto espertas pola mañá, aparece un zume verde, papaia ao redor das

21:00 horas, unha ensalada de plátano ás 12:00 e a cea para todo o día.

Quen resultou ser o mellor entre o millo, o arroz integral e a avea

En primeiro lugar, facíase e comíase arroz integral como khichdi, gustoume máis que as lentellas, o arroz branco e o roti de trigo. O arroz integral mostrou mellores resultados en gases, ácidos, estreñimiento, etc. O arroz integral era mellor que o roti e as legumbres, pero non todo era bo. Agora empecei a comer Avea. A avea resultou ser absolutamente inútil e tiña problemas de dixestión. Agora tocoulle a Millets. Había moito medo na miña mente sobre Millets, porque nunca antes comera Millets. Ademais disto, a cantidade de fibra en Millets Millets tamén é alta, polo que non se pode dixerir. Con todas estas preguntas, Millets foi finalmente feito. O resultado que tiven despois de comer foi completamente oposto ao meu pensamento. Era moi lixeiro de dixerir. Este gas foi mellor que todos os cereais en canto a acidez e estreñimiento. Desde marzo de 2020 ata hoxe agosto de 2022, só como millos en cereais. Nunca vin un gran mellor que este.

Nova estratexia para eliminar a rixidez abdominal

Os meus problemas desapareceran do 80% ao 90% en poucos días. Tamén se recibiu a mesma porcentaxe de beneficio na rixidez do estómago, pero aínda quedaba algo de tensión e rixidez. Sempre quixen ter o meu corpo ao 100% como antes. Non estaba preparado para comprometer nin un pouco. Sabía que se quere eliminar a rixidez e a tensión do estómago, hai que repousar durante uns días. Descansar significaba simplemente descontinuar os alimentos sólidos durante uns días e pasar a dieta líquida. Agora comezara a comer só sandía e melón durante todo o día. Nunha semana, tiña éxito na miña estratexia. O meu estómago estaba completamente relaxado, a rixidez e a tensión do estómago desapareceran ao 100%. Non é doado facer todo isto, pero o que ten ganas de conseguir o seu vello corpo, definitivamente farao.

Novos coñecementos sobre a formación de gas

Na descrición anterior, viches que vin como me librar da rixidez e da tensión do meu estómago comendo melón e melón durante todo o día, é dicir, facendo unha dieta líquida. Pero despois desta dieta xurdiu un problema, que era que se producía gas no estómago. Non podía entender que cando todo o meu tracto dixestivo (estómago) está limpo e estou tomando alimentos puros, entón por que se está formando este gas. Daquela, o gas e o ácido eran nada menos que un monstro asustado para min. Non é tan doado como parece, e esta cousa é ben coñecida pola persoa que sofre gases e acidez. Agora comecei a investigar as razóns disto, despois de que coñecín outra causa raíz da formación de gas. Xa coñecera as dúas razóns básicas para a formación de gas, xa que a primeira causa é a sucidade no estómago e a segunda causa é o consumo de alimentos que producen gas. A terceira causa raíz que tamén é o coñecemento definitivo para min é que se hai sequedade no estómago, entón xerarase gas. A rugosidade xorde cando eliminamos a graxa. E isto foi o que fixen, o meu corpo limpouse tan tremendamente comendo zume verde e melón de sandía todo o día pola mañá que desaparecera a graxa da vía dixestiva. O ghee de vaca autóctona úsase para devolver a suavidade á vía dixestiva e eliminar a sequedad. Cando adoitaba comer millo pola noite, comía dúas ou tres culleradas de ghee mesturadas con el. O problema do gas desaparecera por completo nun ou dous días. Despois de consumir ghee continuamente durante 7 días, o seu consumo detívose. O traballo do ghee rematou. Esta foi a sabedoría definitiva para min. Este coñecemento pode ser pequeno aos teus ollos, pero estás equivocado porque se gañas ao gas, entón o 70% das enfermidades do mundo estarán baixo o teu control. O gas non é tan fácil como ves.

Comezando Millet dúas veces

Durante tres ou catro meses, os alimentos cocidos consumíanse só nun momento da noite na que só se comía millos. Despois diso fixen un gran cambio na miña dieta e comecei a tomar Millets dúas veces. Unha pola tarde entre a unha e as tres e a outra para cear.

Aínda había certo grao de acidez

Mesmo despois de catro ou cinco meses de dieta, aínda quedaba algún grao de acidez. Hoxe o sei moi ben, se queremos un corpo vello e san como antes, entón a austeridade desta dieta hai que facer un mínimo de ano e medio. Durante isto, tamén obterás o coñecemento da comida correcta e incorrecta. Despois diso, mesmo despois de que pase este período, seguirá esta dieta. Os que non seguen esta dieta pensan que os que fan esta dieta renunciaron a moito. Pero o mundo enteiro que fai esta dieta sabe que cada persoa que deixou é moi pouco pero ten moito. Despois de facer esta dieta, conseguín estas cousas aos poucos. Vello corpo delgado e saudable, sempre calma e relaxa no corpo, estea cheo de positividade, mantén a mente calmada. Estar sempre energizado, frescura na respiración, ter un sentido de servizo, é dicir, servir á natureza, etc. Na vida diaria. , a xente trata moito de conseguilos, pero todo isto conséguese facilmente coa alimentación correcta, saudable e natural. Por iso deixamos moi pouco pero conseguimos máis.

Polo tanto, se había un pouco de acidez a pesar da dieta de catro meses, entón non é gran cousa. A acidez tamén se debe principalmente a tres ou catro motivos. Os motivos polos que isto ocorre, que coñecín polas miñas experiencias, expoñerei eses motivos ante vós. Cando se forma gas no estómago e non podes expulsalo, entón ese gas circula por todo o corpo e cando ese gas é o estómago (a parte superior do estómago onde entran primeiro os alimentos e se dividen en pequenos anacos polo ácido)) . Despois de chegar ao gas ao estómago, o estómago sente que chegou algo dixerible e o ácido comeza a expulsarse. Polo tanto, sempre que se forme gas e se non pode expulsar gas, tamén se formará ácido no estómago. A segunda causa principal da acidez é a comida. Sabemos que o sabor de todos os alimentos non é o mesmo, algúns alimentos son fríos, outros quentes e outros medios, é dicir, incluso. Os que coñecín como Ácido son os seguintes respectivamente. O leite é o alimento máis ácido. Xunto con Acidic, tamén fai trampas e tamén crea Chakravyuha. Debes estar pensando de que tipo de conversa estou a falar. Imos entendelo.

Se tes acidez e se bebes leite frío, entón a túa acidez calmarase alí, pero recorda que a próxima acidez fará este leite. Deste xeito queda atrapado no seu engano e no seu labirinto. Levo só dous anos en problemas, algunhas persoas perden toda a vida, pero non son capaces de atopar o inimigo. Como tomamos o exemplo do leite, nun momento vai ben pero no segundo tamén vai mal. Por iso non poderemos entender que o leite é malo. O inimigo ten que ser recoñecido antes de manter o inimigo lonxe de si mesmo. Aquí por leite, refírome ao leite, así como a requeda, manteiga, soro de leite, té, café e todos os doces feitos con leite. O terceiro alimento que forma ácido son todo tipo de leguminosas. Hai que saber que se o ácido úrico aumenta en alguén, entón o médico prohíbelle comer cousas ricas en proteínas, que conteñen principalmente leguminosas, que consumimos para satisfacer a proteína. E tamén debes ter en conta que todas as leguminosas producen gas, que é outra cousa, podes expulsar o gas, polo que non tes ningún problema con comer legumbres. Na túa mente pode xurdir unha pregunta de que quizais o sistema dixestivo de alguén estea débil, debido a que se está formando este gas. Entón gustaríame dicirvos que ademais de comer bananas Millet 4 e outras froitas, tamén como 100 gramos de cacahuetes orgánicos empapados. Ser capaz de dixerir cacahuetes crus diariamente en tal cantidade é unha proba en si mesmo de que tanto o sistema dixestivo como o lume dixestivo son fortes. A acidez faise a partir da auga. A auga dalgúns lugares é ácida, polo que bebe menos auga porque cando comes froitas e verduras, a necesidade de auga será menor porque só conteñen preto do 95% de auga.

Aínda que a miña acidez superaba o 90%, aínda estaba alí algunha parte e adoitaba usar o desi mishri indio para iso. Nos seguintes 7 a 8 meses, a acidez superou o 100%. Comparto con vós unha incidencia relacionada coa acidez. A acidez destrúe o estómago tan mal que mesmo despois de 4 ou 5 meses de dieta, nin sequera podía pronunciar Om. Om pronúnciase coa pista dixestiva completa. No que se inclúen as tres partes do estómago, a gorxa e a lingua. Polo tanto, é moi importante facer a dieta durante un longo período.

Busca algo poderoso

As cousas que consumía ata agora na comida, era unha especie de dieta curativa. Pero agora despois de 8 meses o meu sistema dixestivo estaba completamente forte. Agora quería facer algúns cambios na dieta. Despois desta dieta, o meu peso tamén se reduciu moito. Que quería recuperar de novo. Non podía consumir leite mentres vivía na cidade. O que axuda moito a aumentar o peso. Outra forma era consumir froitos secos. Pero non era doado dixerir os froitos secos. Primeiro comecei a comer cacahuetes. O cacahuete tamén se pode comer en grandes cantidades e permanece no orzamento. A miña primeira experiencia con Peanuts foi moi mala. Porque facía moita calor. Ao que lle botei todos os cacahuetes con rabia. Pero era moi doado de dixerir. Agora entendín unha cousa, se dalgún xeito se controla a súa calor, entón pódese incluír na dieta diaria. O cacahuete que trouxen foi Roasted Peanut.

Agora esta vez trouxen cacahuetes crus. E remollo durante 8 horas e comino. Agora era un pouco pesado de dixerir, pero a calor que formaba parte dela, é dicir, a calor desaparecera. Despois diso fixen algúns cambios, busquei cacahuetes orgánicos e non houbo escaseza no mercado local pero estaba dispoñible en liña. Desde entón ata hoxe, consome cacahuetes orgánicos en remollo durante polo menos 8 horas desde uns 50 gramos ata 100 gramos.

Complementa a miña proteína e tamén cumpre con boa graxa. Segundo a miña experiencia, é o máis poderoso do mundo. Cando comecei isto, antes andaba polo parque un ou dous quilómetros, pero despois de consumilo, empecei a andar continuamente entre 8 e 10 quilómetros. Algunhas outras experiencias que tiven son as seguintes. Primeiro, a pel é suave significa que o cabelo permanece absolutamente sedoso. É dicir, o seu efecto tamén está no cabelo e na pel. Descubrín que ten o mellor nivel de proteína. Ten un nivel de proteína do leite. Todos sabemos que o leite é da máxima calidade porque nel se atopan todos os aminoácidos. Pero hai moitas desvantaxes de consumir leite, polo que o mellor é consumir cacahuete ecolóxico.

Comezando a comer Millet tres veces

Xa viches como adoitaba comer máis alimentos crus e menos alimentos cocidos durante a fase inicial da dieta. Despois diso comecei a aumentar lentamente a cantidade de alimentos cocidos. O motivo para facelo foi que ao principio o corpo necesitaba unha dieta máis curativa e a medida que o corpo curaba, comecei a aumentar a cantidade de alimentos cocidos. Pero lembra que só comín millos. Non se come trigo de roti, arroz e legumbres. Comecei a comer Millets tres veces despois duns 8 a 10 meses.

Presentamos o temperado e o condimento das verduras

Non comeu tadka e vexetais especiados durante case un ano. Tirei o máximo proveito del. Fixen penitencia durante un ano, pero conseguirei o resultado para o resto da miña vida. Debido a isto, o meu sistema dixestivo fíxose moi forte e puiden recuperar o meu vello corpo de novo. Ese vello corpo no que o que lle poñías adoitaba dixerir todo. Hoxe teño dous coñecementos, un corpo é unha cousa moi preciosa, a cousa máis preciosa do mundo enteiro, non lle botes lixo, só engade máis e máis alimentos naturais vivos e comida caseira pura. O segundo coñecemento adquirido é que se coñece a diferenza entre a comida incorrecta e a correcta. Aínda que a comida incorrecta tamén é boa para ver desde arriba, e tamén verás que o mundo enteiro está a comela, pero está mal. O día que cada persoa se decatase da alimentación correcta e incorrecta, ese día todos os hospitais desaparecerían do mundo. En realidade entendemos que a enfermidade está no corpo, mentres que a realidade é que a enfermidade está nos alimentos. Entón, cuxo tratamento debe ser o teu ou a comida. Noutras palabras, pódese dicir que a enfermidade non es ti senón a comida. A miña pregunta para ti é cal é o teu corpo? O teu corpo é alimento, como comes, tamén se converterá o teu corpo.

Polo tanto, non coma alimentos só para saciar a lingua, senón que escolle cal é o alimento adecuado para o corpo. E iso foi o que fixen, controlei a lingua e non comín vexetais temperados e condimentados durante un ano. Pero hoxe consome vexetais con tadka e especias. Pero lembre, sigo comendo millos en cereais.

Vilán e heroe segundo as circunstancias

Moitas comidas poden ser un vilán ou un heroe para unha persoa en particular dependendo das circunstancias. Gustaríame explicarche a través dun exemplo. Os cacahuetes orgánicos son unha cousa boa e xenial. Tamén é completamente puro e, debido a que é orgánico, tamén está libre de produtos químicos. Se unha persoa sa come este cacahuete orgánico, entón é un heroe para el, pero se o come unha persoa enferma, especialmente aquela cuxo sistema dixestivo é débil, entón actuará como un vilán para el. Porque a persoa cuxo sistema dixestivo é débil, non o dixerirá e debido á falta de dixestión, formarase ama no corpo, que é un veleno lento. Entón, come só o que pode dixerir, non o que está a medrar. Isto deino un exemplo de cousa boa, agora vou poñer un exemplo de tal cousa que é Vilán para todos, aínda que se dixera ben. Leite dispoñible no mercado ou nas cidades. É un asunto diferente que quizais non vexas a súa negatividade nun día, pero actúa como un veleno lento para ti. Poñamos outro exemplo, especialmente toda a comida rápida que foi fervida en aceite, se a mesma comida rápida se quere facer máis prexudicial, supoña tamén que está feita de fariña de maida ou gramo. Este tamén é un vilán para todos. Non ten calidades heroicas. Tamén funciona como Slow Poison. Hai algo especial nos Viláns que fabrican veleno lento, a nosa vida continúa e nin sequera os coñecemos como Viláns. Mesmo cando esteamos enfermos, nese momento aínda non sabemos que comida actuará como un vilán para nós e que comida actuará como heroe. Créeme, se aprendes a separar a comida do vilán e do heroe, as enfermidades estarán lonxe de ti. E unha cousa máis importante que debes implementar na vida é que sempre debes comer alimentos tendo en conta o teu lume, calidades e defectos. Debido a que as tres calidades mencionadas anteriormente non son sempre iguais, moitas cousas inflúen nel. como o tempo. O teu lume, virtudes e defectos non seguen sendo os mesmos en todas as estacións. O tempo só puxen un exemplo, hai moitos outros factores que o afectan. Explicaremos en detalle sobre Agni, Gunas e Doshas nun capítulo titulado Aprendendo do Ayurveda.

A miña experiencia no aceite de cociña

Todos os aceites de cociña utilizados nos alimentos parecen iguais, pero en realidade non o é. Algunhas persoas din que o aceite de cociña é prexudicial para a saúde. Non estou de acordo co seu punto. Pero tamén digo que o aceite de cociña é o maior inimigo da nosa saúde. Debes estar pensando como podo dicir as dúas cousas á vez. Polo tanto, é necesario comprender a verdadeira realidade do aceite de cociña. O aceite de prensa en frío é medicina. Prensa en frío significa aceite de cociña que non foi fervido nin unha vez. Teña en conta que o aceite de cociña que está na súa cociña tamén foi fervido unha vez. É un asunto diferente que aínda non o coñezas. O aceite de cociña que foi extraído polo proceso de prensado en frío é o único aceite que non foi cocido. Agora, se o aceite que está na túa cociña extrae mediante un proceso de prensa en frío, tamén funcionará como medicamento. Agora a verdadeira historia é que cantas máis veces se ferve o aceite, máis veleno é. O aceite que hai na túa cociña foi fervido só unha vez, polo que non tes que preocuparte, aínda que se usas prensa en frío, será moito mellor para a túa saúde. Pero sabes cantas veces se ferveu ese aceite despois de ir ao mercado e comer fritidos, aínda que diga 1000 veces, é menos. Debido a que ese aceite nunca cambia, fai ferver a mesma barra de aceite cocido unha e outra vez ata que se esgota. Non estás comendo ningún alimento indo ao mercado, senón comendo veleno. Só non sabes, por que isto é veleno lento, estraga lentamente a saúde, polo que nunca poderás facelo. O ladrón está presente entre vós, só que non o sabes. Os dous aceites teñen o mesmo aspecto cos ollos, así que non te fíes dos ollos, pero hai unha cousa que podes descubrir, que son as células do teu corpo. Garántome que o noso corpo recoñece todos os alimentos correctos e incorrectos, pero dinos que prestemos atención ao corpo. Ves a unha persoa meditando dándolle a comida equivocada, el dirá nunha pitada, a Positividade e a Negatividade desa comida. Debes estar pensando que estou errando do tema. Non, a meditación significa que a meditación é parte da saúde. É por iso que neste libro, xunto co coñecemento da comida, tamén obterás as regras do Ayurveda e os versos de Bhagvat Gyan, é dicir, Bhagwat Geeta. E permíteme asegurarche que estes tres teñen plena contribución na túa saúde. Non escribirei nada en balde neste libro.

Verás a Positividade e a Negatividade do Petróleo nos próximos Temas. No tema de limpeza do fígado, coñecerás a positividade do aceite e en A miña experiencia sobre o tema de comida rápida verás a negativa do aceite.

A miña experiencia na comida rápida

En outubro de 2020, quería facer unha nova experiencia, como afecta a comida rápida ao noso corpo. Despois de todo, o que hai na comida rápida que prexudica o noso corpo, despois de todo, é a propia comida, como pode prexudicar o noso corpo. Facendo todas estas preguntas, comecei a comer comida rápida. O día que comín comida rápida, mentres durmía esa noite, unha cousa, o sangue corría moi rápido no meu corpo, en segundo lugar non era capaz de respirar da mellor maneira como adoitaba tomalo da mellor maneira noutros. días. Se non es capaz de entender o que dixen, explico con outro exemplo. Algunha vez estiveches nos outeiros do Himalaia, cando chegamos a eses outeiros, o marabilloso que respiramos, o corpo enteiro séntese lixeiro e a mente está chea de alegría, por que sucede isto, xa sabes, o teu puro osíxeno vaise? no corpo, en abundancia, a terceira negatividade non se limpa correctamente, e sabes o efecto secundario de non limpar correctamente o estómago, que o 90% é a porta da enfermidade.

Se entras na comida rápida, conseguirás cousas. Unha, a maioría da comida rápida está feita con fariña de maida e gramo. O problema da manda é que vai durmir no estómago, quero dicir que o estómago non está limpo porque se pega nos propios intestinos. Besan fai gas, e estás vendo o poder do gas desde o comezo deste libro. O mesmo gas fíxome viaxar ata Thyroid Desbalance. E dous anos de dor por separado. O segundo problema da comida rápida é que o aceite no que se elabora foi cocido varias veces. Canto máis se ferva o aceite, máis veleno se fai. O que describín anteriormente que o alento para, é por mor deste aceite sucio.

Aprende de Liver Cleanse

Aquí vou contar un método único de limpeza do fígado. Aquí non escollín o tema da limpeza do fígado para dicirche como facer a limpeza do fígado, senón que escollín este tema para saber como funciona o aceite de prensa en frío como un medicamento.

Entón fixen esta limpeza do fígado e que positividade física vin despois da limpeza do fígado, tamén discutirán.

Fixen esta limpeza do fígado ao redor de novembro de 2020. Require tres cousas. Un de sal de Epsom, o outro de aceite de oliva virxe extra, o terceiro de zume de laranxa ou mandarina, é dicir, zume de cítricos. Temos que bebelo segundo nós mesmos. Digamos que o meu peso é de 60. Comín calquera cousa despois do mediodía. Ás 6 da noite, bebo 12 gramos de sal epsom mesturado con 250 ml de auga. Ás 8 da noite, bebo 12 gramos de sal Epsom mesturado con 250 ml de auga. O sabor do sal epso é moi estraño, non se bebe, bóbese dun só golpe. Ás 10 da noite, bebo 120 ml de zume de cítricos mesturados con 120 ml de aceite de oliva virxe extra. Durante media hora, durmo no lado que é o fígado, é dicir, no lado dereito. Despois diso, despois de media hora, vou durmir de lado segundo as miñas comodidades. Tamén vou ao baño dúas ou tres veces pola noite, onde se me limpa o estómago dúas ou tres veces. Ás 6 da mañá, bebo 12 gramos de sal epsom mesturado con 250 ml de auga. Ás 8 da mañá bebo 60 ml de aceite de oliva virxe extra mesturado con 60 ml de zume de cítricos e durmo no meu lado dereito durante media hora. Ás 10 da mañá de novo, bebo 12 gramos de sal epsom mesturado con 250 ml de auga. Aquí rematou a miña limpeza do fígado. Agora vou contar o que atopei facendo isto. Despois de que a limpeza do fígado remate, vou ao baño unhas 4 ou 5 veces, onde o meu estómago se limpa o mesmo número de veces. Do corpo saen algúns residuos. Un deles saía dunha cor verde. Eu sentíame moi leve. Pola noite fago exercicio a diario no que tamén fago flexións. Antes, cando adoitaba tocar Push Ups, a miña respiración comezou a incharse e había unha lixeira dor no peito. Pero no exercicio de hoxe esas dúas cousas desapareceran. E ata a data nin hai dor no meu peito e respirar tamén está no mellor dos casos. A miña dixestión tornouse moi boa. Aínda que sabes que pasaron entre 9 e 10 meses mesmo despois de que estiven a dieta, e tiven tantos beneficios desa dieta que canto máis escribo, menos teño. A pesar dese beneficio, puiden sentir moi ben os beneficios de Liver Cleanse.

Agora, vou poñer ante ti o coñecemento que obtiven de Liver Cleanse. O aceite prensado en frío limpa o sistema nervioso. A desaparición da leve dor no peito e a falta de alento foron a proba de que os meus nervios se aclararon completamente.

Deste xeito, Oil é vilán e Oil é heroe. O aceite que se ferve unha e outra vez é Vilán e o aceite de prensa en frío, é dicir, que non se ferve nin unha vez é o heroe. O aceite de prensa en frío tira a sucidade das partes do corpo e sácaa do corpo.

Estimados lectores, comentei a limpeza do fígado para mostrar a importancia do aceite de prensa en frío. Aínda que foi fácil para min facelo, pero aínda así se alguén quere facelo, faino baixo a supervisión dunha persoa con experiencia.

Queridos lectores, escribo este libro en agosto de 2022 e hoxe levo case dous anos e sete meses seguindo a miña dieta. Durante estes dous anos e sete meses, fixen moitas modificacións na miña dieta. Segundo foi a necesidade, tamén foron as modificacións. Agora comentarei contigo toda a miña dieta modificada, que cambiei mes tras mes. Poderás aprender moito disto.

Que é a enfermidade?

Déixame compartir contigo a enfermidade que teño que coñecer pola experiencia da miña vida. Parar é unha enfermidade. Que é iso parar e quen está parando e onde se para? Iso é todo o que necesitas saber. Esta enfermidade nin sequera pode tocarte. Hai tres bloqueos no noso corpo. Estes tres obstáculos son independentes por si mesmos. É dicir, pode haber unha ligazón destes tres bloqueos, e estes tres bloqueos tamén poden funcionar de forma independente. Nisto, o que escribo antes, a súa importancia é máis que as outras dúas, pero as tres teñen a mesma importancia. O primeiro bloqueo ocorre no sistema nervioso. Aquí a obstrución débese a dúas razóns. O primeiro é a alta cantidade de azucre no sangue. O azucre é pegajoso, palitos. Se hai unha cantidade excesiva de azucre no sangue, entón o sangue non poderá fluír ben. Hai uns 5,5 litros de sangue no noso corpo. O noso corazón bombea sangue do corazón ao corpo unhas 72 veces por minuto. Cando bombea unha vez, envía 70 ml de sangue. Simplemente significa que a cantidade de sangue do noso corpo circula por todo o corpo en só un minuto. Noutras palabras, podemos dicir que 5 litros de sangue circulan 1400 veces por todo o corpo en 24 horas. Agora de todas estas cousas, debes coñecer a importancia de limpar o sangue. Non creo que queiras manter o sangue sucio máis. A segunda suciedade é causada polo aceite no sangue. Unha vez cocido o aceite acumúlase nos nervios e produce bloqueo. O corazón e todo o corpo teñen que soportar o peso destes dous tipos de sucidade que se acumula nos nervios. O corazón ten que traballar máis para bombear sangue por todo o corpo. Se che fago traballar máis que a túa capacidade, o que pasará, pasará só contigo, pasa co corazón. Debes ter entendido a fonte básica das enfermidades cardíacas. A conexión directa da presión arterial e do colesterol é co corazón.

O segundo bloqueo prodúcese na Vía Dixestiva. O primeiro bloqueo é se o teu gas para, é dicir, se está formando gas no estómago, pero non podes eliminalo. Que dicir sobre iso, cuxo gas para e se non o resolve, entón comeza a contar as enfermidades do corpo. Hoxe estou escribindo este libro, é só por este gas. O coñecemento que teño adquirido hoxe é por non poder eliminar este gas. Cando o gas non é capaz de saír do corpo, segue circulando polo corpo e provoca inflamación no corpo. Debido ao cal a Vía Dixestiva se fai débil. Despois diso, nin os alimentos son dixeridos. E se a comida non se dixere ben, non sairá. É dicir, o estómago non estará limpo. Así que agora tamén comeza o segundo obstáculo. O primeiro bloqueo é gas e o segundo bloqueo é a non limpeza do estómago. Agora, se non atopas unha solución para eles, comeza a facer roldas de hospitais e clínicas.

O terceiro bloqueo está na nosa mente. Se estás sentado con algo na túa mente, entón sabes que a túa mente converteuse nunha vítima do estreñimiento. Isto non é estreñimiento do estómago, é estreñimiento da mente. Sabes moi ben o que pasa polo estreñimiento.

A miña experiencia co leite na casa (vaca caseira ouBúfalo leite)

Despois de 8 meses de comezar a dieta, comecei a experimentar con moitos alimentos. Entre todas estas comidas, o único alimento no que aínda tiña que experimentar era o leite caseiro. A miña situación debeuse ao leite dispoñible no mercado. Era unha proba en si mesma de que como o leite afecta ao noso organismo. Despois dunha longa espera, tiven a oportunidade de ir á aldea con motivo dunha voda en maio de 2021. Hai unha vaca e un búfalo na miña casa na aldea, e naquel momento ambos daban leite. Aquí vos contarei a experiencia do leite tanto de vaca como de búfalo.

Antes de nada bebín leite cru, é dicir, leite instantáneo. Este leite dixírese coma auga, non hai gas nin acidez de ningún tipo. Visto despois de beber leite tanto de vaca como de búfalo. Era 100% leite, é dicir, non se lle engadía auga. O segundo experimento que fixen foi beber leite cocido, tamén se dixeriu ben, o único negativo que saíu foi que beber leite cocido produce gas. Ademais disto, consumín requesón, manteiga, etc., que tiveron resultados positivos. As vacas e os búfalos lévanse diariamente á nosa casa para pastar. Onde ela pasta a verde herba natural. A herba é completamente natural na que non se engadiron fertilizantes nin pesticidas. Aínda hoxe, se tomo o leite do mercado, crea acidez e a súa acidez hai que sufrila durante dous días. Nestes dous anos e medio experimentei moitas veces co leite do mercado, pero o seu resultado sempre é o mesmo que actualmente vivo nunha zona urbana do norte da India.

Só direi unha cousa se estás vivindo nunha zona da cidade, entón deixa de consumir leite porque beber leite aumenta o peso e a actividade das persoas que viven nas cidades tamén é menor, maioritariamente faise traballo oficial, polo que se vives na cidade Se bebes leite, un aumentará o teu peso e, en segundo lugar, non hai garantía de pureza do leite. Teña en conta que ningunha máquina do mundo verifica a pureza dos alimentos, excepto o seu corpo. O noso corpo é o maior probador. Escóitao Se prestas atención, o teu corpo dirá a comida correcta e incorrecta.

5 de febreiro de 2020
Comeza a dieta (base)

(Non lle chamarei Modificación senón que lle chamarei Fundación) Porque é a Base, a partir de aquí comezou un capítulo da miña vida.

1. Comía só ensalada todo o día.
2. Fixo os primeiros 10-12 días enemas.
3. Zume de espinacas e tomate pola mañá cedo
4. Para a cea, adoitaba levar a casa comida cociñada, dal, arroz, roti e vexetais con tadka e especias (a cea estaba mal para min, que corrixen máis tarde)

(Deixei de leite e todos os produtos relacionados co leite, alimentos procesados (alimentos procesados significa que, en realidade, o alimento que había xa non está, porque se fixo unha cousa nova mesturando moitas cousas nel e envasado engadindo conservantes, para que dura máis. Os humanos pensamos que o fixemos moi ben elaborando alimentos procesados, pero eu souben pola miña experiencia vital que aínda non temos o cerebro suficiente para facer bos alimentos para o corpo. A natureza ten esta mente e isto prepárao todo. o mellor alimento para o noso corpo), deixei completamente de tomalo).

(Son as dúas da noite, hoxe non puiden chegar a hora do día, así que escribo de noite, para que siga a continuidade, creo que se non manteño a continuidade, entón nunca poderei para completar este libro na vida) Se alguén me pregunta cal é a mellor calidade en ti, entón responderei que, pola graza de Deus, podo facer calquera traballo continuamente, aínda que o faga moi lentamente. Aínda que escribo unha páxina todos os días, escribo. Pois hoxe só durmín ás nove da noite, así que xa levo catro horas de sono, despois de escribir dúas horas volverei durmir. Entón queridos lectores, a coherencia é unha gran arma de éxito, tráea á túa vida.

Primeira (1a) modificación na dieta: marzo, abril de 2020

1. Pola mañá un zume verde de cabaciña amarga.
2. Coma só froitas e ensaladas durante todo o día.
3. Consumo de Millos na cea.

(Aquí houbo un cambio importante, antes comía lentellas, roti, arroz na cea, que deixei e empecei a comer millos).

Segunda (2a) Modificación na Dieta

1. Pola mañá un zume verde de espinaca ou cabaciña amarga.
2. Unha froita principalmente papaia.
3. Millos ao mediodía
4. Millos tamén na cea

(O gran cambio aquí é que Millets, (Simple Khichdi) comezou a comer dúas veces)

Terceira (3a) modificación na dieta - despois de 8-10 meses de dieta

1. Pola mañá un zume verde* de espinaca.
2. Unha froita pola mañá, principalmente papaia.
3. Millos pola tarde 14h.
4. Cacahuete ecolóxico de 50 gramos a 100 gramos (a remollo) ao redor das 5 da tarde.
5. Millos para cear.

(Aquí comecei a comer cacahuetes ecolóxicos remopándoos en boa cantidade, porque o meu sistema dixestivo estaba tremendo despois de seguir a dieta de 8-10 meses)

* Adoitaba poñer amla con espinacas e tomate en zume verde, porque xa chegara o inverno, e a amla estaba facilmente dispoñible no mercado, engadindo groselha limpa mellor o estómago.

Cuarta (4a) modificación na dieta - despois de 12-13 meses de dieta

1. Pola mañá un zume verde de espinaca ou cabaciña amarga.
2. Unha froita pola mañá principalmente papaia, melón melón en abril, maio.
3. Millos unha hora despois de comer froita
4. Millos pola tarde
5. Cacahuetes orgánicos empapados pola noite.
6. Millos para cear

(Variación principal, comecei a comer millos 3 veces)

Quinta (5a) Modificación na Dieta

1. Un zume verde pola mañá

2. Unha froita pola mañá principalmente papaia
3. Millo con verduras cocidas unha hora despois de comer froita.
4. Tarde Millo con Verdura
5. Cacahuetes enchoupados pola noite
6. Cea Millets con verduras

(O principal cambio aquí é que agora comecei a comer tadka cocido e verduras condimentadas)

Sexta (6a) Modificación na Dieta

1. Un zume verde pola mañá
2. Unha froita pola mañá principalmente papaia
3. Tarde Millo con Verdura
4. Cacahuetes orgánicos empapados pola noite.
5. Cea Millets con verduras

(Antes, Millets adoitaba comer tres veces na dieta, comezou a comer aquí dúas veces, aquí aprendín unha cousa, os que non fan traballo físico (traballo duro), deberían facer comida cocida só dúas veces. Eu vira en toda a miña vida. que o meu avó adoitaba comer comida cocida só dúas veces)

Sétima (7ª) modificación na dieta: entre decembro de 2021 e abril de 2022

1. Unha froita pola mañá é principalmente papaia, se é abril ou maio, a sandía e o melón
2. Tarde Millos con Verduras
3. Cacahuetes orgánicos empapados pola noite
4. Roti de trigo con verduras na cea.

(Hai dous cambios principais, un deixou de tomar zume verde, o segundo cambio principal foi comer pan de trigo durante uns catro ou cinco meses, que cesou en canto comezou o verán).

Oitava (8a) Modificación na Dieta

1. Unha papaia de froitas pola mañá
2. Tarde Millos con Verdura
3. Cacahuetes orgánicos empapados pola noite
4. Cea Millets con verduras

(O millet comezou a comer dúas veces e deixou de pan de trigo)

Novena (9a) modificación na dieta - agosto de 2022 - Agora é, ao escribir este libro, a dieta

1. Papaia pola mañá
2. Tres ou catro plátanos despois dunha hora
3. Pola Tarde Millo con Verdura
4. Noite Cacahuetes embebidos en auga abeto 8 horas.
5. Cea Millets con verduras

(Cambio no momento de comer papaia, o segundo cambio principal é comer plátano á primeira hora da mañá, ao redor das 10 horas)

Nota: mentres fago dieta, o meu lugar de residencia é o norte da India, digo o lugar de residencia porque o efecto do lugar é sobre a comida. Porque a temperatura, a humidade, o tempo, de dous lugares diferentes poden ser diferentes ao mesmo tempo, e todo isto ten un efecto sobre a comida. Polo tanto, elixe o alimento segundo o teu lume, calidades e defectos.

Capítulo 3
Leccións de Ayurveda

Comecei a estudar Ayurveda a partir de novembro de 2020. É dicir, despois de 10 meses de comezar a dieta. Ata este momento non tiña ningún coñecemento sobre Ayurveda. Os meus problemas foron curados nun 95% nesta dieta de 10 meses. Hai unha cousa especial sobre o Ayurveda que experimentei, o Ayurveda pode ser entendido moi ben por unha persoa que sufriu gases e acidez. Outras persoas nunca poden entender Ayurveda. Hai unha razón para isto. Se digo que o 60-70% das enfermidades de todo o mundo nacen do gas, entón estarás de acordo. Supoño tamén que entendes isto tamén porque estás lendo este libro, entón nalgún lugar tamén te enfrontas ao gas e á acidez, polo que debes coñecer o poder do gas, pero unha persoa en cuxo estómago se produce gas e tamén o leva. fóra, aquelas persoas da segunda categoría, cuxo estómago non produce gas, aínda que unha persoa así recibirá só un entre miles. Porque é imposible acadar cero gas sen coñecemento. Aquí por coñecemento refírome á comida. Comida correcta e incorrecta. Que alimento produce gas e que alimento non produce gas. Polo tanto, a forza do gas só pode coñecer o que resistiu o gas. E o que sufriu gas e acidez entenderá o Ayurveda completo. Porque todo o Ayurveda está baseado en gas, acidez e flema. E é absolutamente certo que o 90%

das enfermidades do mundo están baixo eles. Imos entender a través dun exemplo. Vou poñer o meu propio exemplo. Os meus problemas comezan polo estancamento do gas. Debido ao cese deste gas, a acidez, a tiroide, a flatulencia, o insomnio, a inquietude e o meu nivel de colesterol tamén superaran os 200. Se pasasen uns días máis, tamén comezaría a medicación contra o colesterol. E se non o tivese corrixido hoxe, entón habería unha liña de enfermidades. Cal é a fonte detrás de todo isto, a non pasividade do gas. O Ayurveda sabe onde está a súa raíz, pero o mundo actual da alopatía non sabe tal cousa. Non sei ou non queres saber, pensa niso. Sinto moito que un médico ayurvédico practique a alopatía. Quizais Ayurveda nunca entendeu. Se non, non hai necesidade de practicar a alopatía.

Principios de Ayurveda

O principio do Ayurveda é que se os defectos físicos son pares, entón hai saúde, se os doshas diminúen ou aumentan, entón non é saudable. O aumento da incidencia de avarías é unha enfermidade. Os tres tipos de doshas nos que se basea todo o Ayurveda son Vata, é dicir, o gas do aire, Pitta, é dicir, a acidez e Kapha, é dicir, o moco. Parece moi sinxelo de escoitar pero moi difícil de entender. Tentarei facer fluír este coñecemento virtuoso do Ayurveda dentro de ti nunha linguaxe sinxela. O 90% das enfermidades do mundo están baixo Vata, Pitta e Kapha, polo que se coñeces este coñecemento, salvaranse o 90% das enfermidades. O 10% restante das enfermidades teñen outras causas. Como bacterias, fungos, virus, etc.

Discusión sobre os cinco grandes elementos

O noso corpo está formado por cinco Mahabhutas. Terra, auga, aire, ceo e lume. Prithvi significa comida, auga, ceo significa espazo baleiro presente dentro do corpo, aire significa osíxeno que tomamos polo nariz, lume significa luz solar. Se non hai luz solar, entón non haberá organismo con corpo na terra. Por iso é moi importante levar lume.

É moi importante tomar estes cinco Mahabhutas en cantidade equilibrada. Lembramos de sacar só un elemento destes, que é o elemento terra. Comemos e comemos e comemos máis, todo o día comemos, todos os días comemos, e pola noite comemos e durmimos. A miña pregunta é cando deches o elemento ceo. Akash significa manter o corpo baleiro. Comemos grans tres veces ao día, e leva moito tempo dixerir os grans. Os que fan o traballo físico poden comer grans 3 veces. Pero outras persoas deberían comer grans só dúas veces. Merenda é un hábito moi malo, polo que a Vía Dixestiva está sempre ocupada. E a vía dixestiva nin sequera ten a oportunidade de descansar. Como será se che fagas traballar continuamente durante 24 horas? Hai que consumir o sol. Nas cidades, a xente tórnase deficiente en vitamina D, a razón para iso é non consumir luz solar. Ao non consumir incenso, os alimentos non se dixírense ben porque falta lume no estómago. Debido á falta de vitamina D, a absorción de calcio non é posible, polo que os ósos se debilitan. O aire fresco está dispoñible en Brahma Muhurta, nos parques, nos bosques, nos outeiros e nas aldeas, etc. Polo tanto, esperta cedo pola mañá en Brahma Muhurta, dá un paseo polos parques, etc., visita lugares montañosos e tamén pasa un rato. uns días na túa aldea. Despois de ir á aldea, o meu corpo sofre unha metamorfose en poucos días. Créeme, hai unha diferenza entre a terra e o ceo na cidade e na aldea. Podemos sentir ata a célula do corpo, que o lugar axeitado para min é só onde hai aire puro, simplemente non entendemos porque estivemos escoitando atentamente o corpo, onde vivimos, os pensamentos están a suceder noutro lugar. É. Nin sequera comemos alimentos con coidado. Ao principio cóidanse un ou dous bocados, despois a mente vai a outro lugar.

Deste xeito, estes cinco grandes elementos deben consumirse en igual cantidade. Se hai exceso e deficiencia de algún gran elemento, entón a enfermidade comezará a partir de aí.

Guna (Natureza dun corpo e natureza dos elementos) Chikitsa

A Guna terapia é a medicina na que temos que consumir esas cousas ou facer esas cousas, que igualan os nosos defectos aumentados. Tamén hai o contrario negativo a cada cousa positiva neste mundo. Polo tanto, se se usa correctamente, tamén se pode usar. Uns 3 doshas, 6 rasas e cinco Mahabhutas foron descritos no Ayurveda. A comida forma parte delas, polo que non contaremos a comida por separado. Hai 20 calidades tamén mencionadas en Ayurveda. Estes 20 Gunas atópanse nestes 3 Doshas, 6 Rasos e cinco Mahabhutas. Non é necesario que todas as 20 calidades de todos se poidan atopar nestes doshas, rasa e grandes elementos, pero algunhas calidades definitivamente atoparanse neles.

Agora imos entender a través dun exemplo como esta calidade está a curar.

Lembrarías un incidente, cando consumín sandía e melón durante os próximos días durante os próximos días para acabar coa rixidez do estómago, debido ao cal a miña rixidez do estómago rematou, pero o gas comezou a facerse máis no estómago. O motivo da formación excesiva de gases no estómago debeuse á sequedade do tracto dixestivo debido ao consumo de sandía e melón durante todo o día. Para eliminar esta sequedad, usei desi ghee para eliminalo. O ghee ten unha calidade que chamamos alifática e a sequedade é o oposto ao alifático. Iso é a terapia de calidade. Adquirir un defecto agravado aceptando un obxecto da súa calidade contraria, igualar ese defecto é a curación das virtudes.

20 propiedades

1. Guru (pesado) - Laghu (lixeiro)
2. Manda (lento) - Tiksna (rápido, rápido)
3. Merda (frío) - Ushna (quente)
4. Snigdha (Untuoso) - Ruksa (Seco)
5. Sleksna (Suave) - Khara (Right)
6. Sandra (sólido) - Dravya (líquido)
7. Mridu (suave) - Kathina (difícil)
8. Sthir (Estable) - Chala (Moving, Unstable)
9. Suksma (pequeno) - Sthool (grande)
10. Vishudha (Non viscoso) - Pichhal (Visoso)

As calidades de Vata - áspero, curto, frío, duro, sutil, móbil, seco, lixeiro
Propiedades do Pit Acid -aceitoso, afiado, quente, lixeiro, con cheiro carnoso, estendido e líquido.
Calidades de Kapha -estable, estable, pesado, lento, frío e suave.

Corpo feito de sete dhatus

O noso corpo está formado por sete dhatus. É o seguinte.

Rasa (plasma), sangue, músculos, graxa, óso, medula, sukra (sistema de reprodución)
Ser par destes dhatus é saudable e ser raro non é saudable. Ayurveda fala de equilibrio e este sistema baséase nel. O exceso e a decadencia de calquera cousa son tanto mortais. É por iso que o Ayurveda vai á raíz. Vata, Pitta e Kapha son a causa raíz de todas as enfermidades. E isto tamén é unha realidade. Podes entender isto moi ben a través da miña historia. En toda a historia verás que corrixín as faltas. Non obstante, no momento en que comecei a dieta, non tiña ningún coñecemento de Ayurveda. Comezo a dieta o 5 de febreiro de 2020 e comezo a estudar Ayurveda indo en novembro ou decembro de 2020.

Comamos o que comemos, primeiro fórmase o zume, despois fórmase o sangue, despois os músculos, despois a graxa, despois os ósos, despois a medula ósea, despois fórmase o esperma. É por iso que Shukra Dhatu ten gran importancia. Nunca desperdicies Sukra Dhatu.

Agora, desde aquí, contarei o meu propio xeito de manter os tres doshas Vata, Pitta e Kapha en Ayurveda, que aprendín das miñas experiencias vitais.

Se describiro todo o Ayurveda, converterase nun libro de 1000 páxinas e non entenderás nada. Por iso conservo as miñas experiencias diante de ti na linguaxe máis sinxela.

Hai tres razóns para ter un desequilibrio de Vata. O primeiro é a sucidade acumulada no corpo. Cando comemos alimentos incorrectos e ese alimento incorrecto non sae do corpo e almacénase nos nosos intestinos. Esta suciedade segue xerando aire unha e outra vez. Para facer fronte a este problema, temos que limpar o noso corpo. Siga este método para a limpeza, faga Enema dúas veces durante os primeiros sete días. Durante os próximos sete días, o Enema debe facerse só unha vez, é dicir, todas as mañás. Usei a palabra Enema moitas veces, quizais algunhas persoas non coñezan Enema, así que o describo deste xeito. Enema é unha caixa. No que se poden encher ata 1500 ml de auga. O tubo está conectado á caixa por un lado e desde o outro lado ten que ser inserido no ano. Deste xeito, a auga baixa no noso colon. Agora manteña a auga durante 5 minutos. A auga suaviza as feces duras e saca as feces que levan moitos anos conxeladas. Non te sorprendas, as feces acumuláronse durante moitos anos. Estás enfermo por mor desta desorde xeada. O enema tamén é un agasallo do Ayurveda, en Ayurveda chámase Vasti Kriya. A temperatura da auga que poñerás debe ser uniforme, é dicir, nin moi fría nin moi quente. Toma un zume verde pola mañá. O zume verde limpa toda a vía dixestiva. Coma só froitas e ensaladas durante todo o día. Entre as froitas, a papaia é boa para o estómago. Se hai acidez, non consumas cítricos como a laranxa, a mandarina, o limón, etc. Non é prexudicial para a saúde, senón para aqueles que lles irritan a súa acidez, é dicir, o malestar. Deter o consumo de cereais. Coma froitas e ensaladas durante todo o día. Cociña e come millos á vez pola noite. Non use temperado e especias nos millos. Deste xeito, o corpo quedará completamente limpo.

A segunda razón principal para a formación de gas é a comida que forma gas como o rajma, todo tipo de leguminosas, gramos, patacas, repolos, coliflor, rabanete, leite e toda a comida rápida, cousas feitas de maida, cousas feitas con fariña de gramo. Gustaríame indicarlle estrictamente se estás preocupado polo gas e se consumes algunha destas cousas, seguro que se formará gas.

A terceira razón para a formación de gas é a sequedade no corpo. Isto ocorre só nunha situación, cando limpamos o corpo por completo. Agora non te sentes en ningures pensando que ao limpar o corpo chegará a sequedade, senón nunca poderás recuperarte na vida. É moi importante limpar o corpo. Temos a arma para limpar a grosería. E só as persoas experimentadas coñecerán esta arma. Para eliminar a sequedad, cando cociñas millo pola noite, engade dúas ou tres culleradas de ghee e cómao. Este ghee só se debe comer durante 10-12 días de forma continua. Despois diso, deixe de consumir ghee. Ghee traballo rematou.

Queridos lectores, este coñecemento é moi precioso, é o coñecemento das miñas experiencias. Non o conseguirás en ningún outro lugar, así que téñao coidado e aplícao na vida. Polo tanto, tres razóns principais para esta formación de gas. Se segues este método, definitivamente conseguirás a vitoria no gas.

Hai principalmente dúas ou tres razóns principais para a súa formación de pita, é dicir, a acidez. A primeira razón principal é o gas. Debes estar pensando que como o gas pode facer ácido. pero é verdade. Todo o que estou contando é coñecemento da experiencia. A persoa cuxo gas se estraga e non pode eliminar o gas. O seu gas segue circulando por todo o corpo.

O mesmo gas entra no Estómago en rotación. O estómago sente que veu algo dixerible e o estómago comeza a liberar ácido. Deste xeito, aínda que non comas nada, o ácido estase formando no estómago. Polo tanto, se o ácido comeza a formarse cun estómago baleiro, estraga a capa superior do estómago. Os médicos chaman a estas condicións como gastrite e infección por H Pylori. Non é máis que a acidez que está a arruinar o teu estómago día a día. Estou traballando neste campo durante os últimos dous anos e teño centos de casos relacionados con este problema, onde a xente comeu catro veces o H Pylori Kit pero o seu problema estaba aí. Pero ao cambiar a súa dieta a través desta dieta sinxela, só controlou a súa acidez e eliminou completamente o gástrico, H Pylori. Gustaríame mencionar un destes casos, que está a traballar no equipo da Mariña da India. Padecía este problema durante moitos anos. Gastou miles de rupias e fixo roldas en moitos hospitais grandes e grandes. Os días en que falaba con el, aínda estaba no hospital. Non abandonara ningún método. Xa sexa alopatía, ayurveda, homeopatía, etc. En alopatía, comera H Pylori Kit moitas veces. Durante a conversación expliqueille a raíz do problema. Porque eu mesmo me enfrontara a este problema, así que tamén coñecía toda a historia do mesmo. Comezou a seguir a dieta e hoxe está completamente saudable. En realidade entendemos os alimentos con moita facilidade, esquecémonos de que este corpo está feito dese alimento. Así, o corpo volverase como o alimento que tomas. Hai moitas persoas que se libraron deste problema cambiando a súa dieta. É só cuestión de onte que unha persoa que vive en Australia teña o mesmo problema. Seguiron esta dieta durante o último mes e medio e conseguiron un alivio de ata un 70-80%. Escolleu esta dieta el mesmo, estaba canso de todas partes. Tomou todos os medicamentos. A última vez que foi alimentado con H Pylori Kit, só puido completalo durante tres días. A reacción deste medicamento foi tal que o seu corazón aumentou e comezou a saír só. Agora non queren mirar atrás como os medicamentos da alopatía. Como se recuperou nun mes e medio, ten unha idea de que se segue esta dieta durante 8-10 meses, entón estará completamente ben.

Falando da reacción do kit H Pylori, hai outro caso, é despois de hai tres ou catro días que traballa nunha multinacional de Gurgaon. Dixo que me deron de comer ao Doctor H Pylori Kit moitas veces.

Se visitaba outro médico, tamén escribía o mesmo medicamento, agora di que vou morrer pero non vou comer este medicamento. Porque a reacción deste medicamento é tan grave que non é fácil de soportar. En realidade, un destes medicamentos é a claritromicina, que é só Culprit. Nese H Pylori Kit, hai unha reacción debido a este medicamento. Falando do caso de Australia, ten que dicir. O meu latexo cardíaco aínda non é tan normal como antes.

A comida é a terceira razón principal para o empeoramento da pitta. O alimento que fai acidez é o leite e todo tipo de leguminosas. Teña en conta que non mencionei o Alcohol e o Non Veg en ningures, porque xa asumín que o Non Veg tampouco é cousa para comer e o alcohol tampouco é cousa de beber. Por iso non se mencionarán en ningures. Por que debería falar do que non é a nosa comida e bebida? O seguinte que causa o ácido é o té e o café. Ambos producen ácidos tremendos. Obsérvaos e gárdaos. Mentres non sufras acidez, entón comes leite e leguminosas presionando, non hai problema, pero en canto a túa acidez empeora, ambos tamén comezan a facer ácido. O consumo de todos estes debe deterse na acidez.

Outra experiencia relacionada coa pitta gustaríame compartir contigo que se a auga do teu lugar non está axeitada, esta auga fará o traballo de facer acidez. Ferva auga e bebe. Se segues a dieta mencionada por min, non haberá que tomar auga por separado, as froitas e as ensaladas conteñen só un 95% de auga.

Non é necesario tratar o gas e a acidez por separado. Se cura o propio gas, a acidez curarase automaticamente. Porque a acidez está asociada co propio gas. Si, leva tempo. Polo tanto, ten que soportar algo de acidez no tempo que levará. Tan pronto como comeces a dieta, a túa acidez reducirase a 70-80%. Podes usar Indian Mishri neste, sempre que sintas unha sensación de ardor. Mishri reduce a acidez inmediatamente. Leva entre 7 e 8 meses para que a acidez se cure completamente con esta dieta, como a miña propia experiencia, así que non te apresures e siga a dieta con total sinceridade. Deste xeito, se segues a dieta con total sinceridade, entón o teu vello corpo recuperará. Preste especial atención a unha cousa, cando a acidez envellece, entón o corpo séguea como unha regra e, ao mesmo tempo que hoxe se fai ácido, fará ácido mañá á mesma hora, deste xeito o ácido elévase por enriba da comida. , E automaticamente o corpo comeza a facer ácido. Nestas circunstancias, incluso os pensamentos negativos comezan a converterse en ácidos, cóntoche todo isto dende as miñas propias experiencias. Só sabe que todos os problemas están curados, non penses que este ácido durará toda a vida. Hoxe non só teño a miña experiencia senón tamén a de miles de persoas. Estou traballando neste campo dende os últimos dous anos.

A dieta está aí, comenteino en detalle nos capítulos anteriores.

Ata agora falei de dous doshas de Ayurveda, se podes controlar estes doshas, créame, controlarás o 70-80% das enfermidades do mundo.

Agora falaremos sobre Kapha, o terceiro dosha do Ayurveda.
Kapha- Viscoso, frío, pesado, alifático, doce. Todas estas son propiedades de Kapha. Se se quere curar Kapha, hai que comer cousas con propiedades opostas. Se comes máis doces, a flema aumentará. Aínda que comas frío, a flema aumentará. Comer ghee aumentará a flema. Aínda que bebas leite, crecerá. Polo tanto, non os consuma en caso de aumento da flema. O corpo debe manterse baleiro. Hai que beber bebida quente, na que cravo, pementa negra, etc. Deben consumirse cousas astrinxentes e picantes. Porque a calidade do Kapha é doce, e o contrario do doce é picante e astrinxente. Débese consumir zume de cabaza amarga e groselha. Ao consumir incenso, a flema derrétese e sae do corpo. Kapha é frío e o sol quente, polo que son opostos entre si. Era unha especie de curación. A mesma dieta funcionará nas enfermidades da tose que dixen para os gases e a acidez. Só aquí tes que usar un pouco a túa intelixencia porque a calidade da flema e do gas é fría e a calidade do ácido é quente. Se comezas esta dieta no inverno, pódense comer máis millos. Se comezas esta dieta no verán, come froitas e

ensaladas durante todo o día e come millos unha vez pola noite. Se hai algún problema para comer froitas e ensaladas no problema da flema, podes tomar Millets dúas ou tres veces. Por certo, non hai ningún problema, porque nos últimos dous anos moitas persoas curaron os seus problemas relacionados coa flema a través desta dieta.

Entón, esta foi a miña experiencia de equilibrar Vata, Pitta e Kapha dosha que compartín contigo.

Ritucharya (temporada)

Segundo Ayurveda e a miña experiencia, non podemos comer a mesma comida durante todo o ano. Debido a que o lume que dixire os alimentos está sentado dentro de nós, non permanece igual durante todo o ano, entón como podemos comer o mesmo alimento durante todo o ano. Teño unha experiencia, na estación de chuvias o meu lume vaise moi reducido. O meu apetito tamén diminúe en consecuencia. Reduzo a cantidade da miña comida. Se non o fago, seguro que me enfermarei. Só esta pequena diferenza fai que unha persoa estea enferma e saudable. Un home sabio come sempre segundo o seu lume e fame. Pero unha persoa ignorante segundo o reloxo, segundo a cantidade servida no prato, e se a comida é saborosa, entón comeraa incluso dun trago.

Chove nestes meses xullo, agosto, setembro. E este tamén é o mes da Acidez. O problema da acidez é máis nestes meses. Debes lembrar que os meus problemas empeoraron en agosto de 2018 e foi a acidez. Non se puido recoñecer esa acidez. Porque antes disto nunca me enfrontei a problemas na vida, a acidez e o estreñimiento, nin sequera sabía o que é. Ayurveda tamén acepta que Pitta acumule durante estes meses.

Do mesmo xeito, no inverno, a flema aumenta e defórmase. A deformidade ocorrerá ao tomar obxectos que aumentan a tose. Se tomas alimentos con calidades opostas de Kapha, entón Kapha permanecerá igual. Pero non cando o comeremos, cando teremos o coñecemento de que doshas aumentan en que estacións e en que alimento diminúen eses defectos. Polo tanto, un home sabio come con moderación e mantén os seus defectos en equilibrio, e así permanece sans durante toda a súa vida.

Dincharya (Rutina diaria)

Do mesmo xeito que os doshas diminúen e aumentan nas diferentes estacións, do mesmo xeito todos os doshas do día non permanecen iguais. Recordo que houbo un tempo no que o meu estómago se inflaba coma un globo. A hora das flatulencias adoitaba ser entre as 4 e as 6 horas. A hora do vento é a última vixilancia do día e a última da noite. A hora de Pitta é media tarde e media noite. Gustaríame compartir aquí tamén un incidente. Lembrarás que nalgún lugar mencionei como me levantaba no medio da noite e tomaba a miña comida. Ben, quen come á media noite, era a miña obrigación de comer comida. Non é que o fixera por afección. Á media noite, a acidez comezou a formarse no estómago, e adoitaba tomar comida para suprimir e calmar a mesma pitta. Ás veces tamén bebía leite frío. Polo tanto, é absolutamente certo que o momento de Pitta é medio tanto se é o medio do día como a media noite.

A hora de Kapha é o comezo do día e o comezo da noite, é dicir, mañá e noite. Deste xeito, cando saberemos que a que hora do día, que dosha aumenta ou diminúe, comerás segundo eses defectos.

Non vou falar de medicinas ayurvédicas porque a miña experiencia é que as froitas e verduras teñen todas as propiedades medicinais. Curei todas as miñas enfermidades consumindo só froitas, ensaladas e millos. E agora a esta miña experiencia tamén se sumou a experiencia de miles de persoas. Porque estou traballando neste campo dende os últimos dous anos. Teña en conta que non estou dicindo que os medicamentos ayurvédicos sexan inútiles. Se o desexa, tamén se pode consumir, porque os medicamentos ayurvédicos son completamente naturais, un agasallo da natureza e os remedios naturais son beneficiosos.

Langhanam Param Aushadham (O xaxún é a mellor medicina)

Langhanam significa xaxún. Dise no Ayurveda que Langhanam Param Aushadhaam, é dicir, o xaxún é a mellor medicina. E isto tamén é certo. Viuse que a xente come comida sen fame. O corpo non necesita alimentos, aínda que come. Mirando o reloxo e comendo. Hai que comer tres veces nun día enteiro, hai fame ou non. Tamén é a principal raíz das enfermidades. Cando se come a comida sen fame, a gastrite xa se ralentiza, e cando se come sen fame, faise máis lenta. Non paramos aquí, pero agora tamén hai aperitivos, té, samosa, jalebi, galletas, patacas fritas de namkeen, etc. Todo isto cómese por separado despois de premer tres veces ao día. Así funciona o noso corpo as 24 horas do día. Mentres que, excepto algunhas partes do corpo, todos os demais órganos necesitan descanso. Imos entender a través dun exemplo. Supoña que vostede é condutor e déixeme dicir que conduza continuamente durante os próximos tres días. Nin sequera debería durmir durante estes tres días. Hai todas as posibilidades de que teñas un accidente de tráfico. O mesmo ocorre coas partes do noso corpo. Tamén necesitan descanso. Langhanam significa xaxún que proporciona descanso. O proceso de curación é acelerado durante o Langhanam. Abórbese a glicosa extra. A graxa extra comeza a derreterse. O que sexa extra no corpo, Langhanam equilibra. Coido especialmente a Langhanam. O deseño da miña dieta é tal que se salta na propia dieta. As froitas, as ensaladas e os millos dixírense moi rapidamente. Deste xeito, cando as cousas se dixeran rapidamente, o corpo permanecerá baleiro o resto do tempo e cumprirá as súas curacións e corrixirá os desequilibrios.

Enema

Enema, que xa describín polo miúdo. O enema é o agasallo do Ayurveda, que agora coñecemos con este nome na era moderna.

Triphala

Triphala consta de tres froitos. Amla, Haran e Bahera. Debe usarse nesta proporción Amla 3 ratio, Haran 2 ratio e Bahera 1 ratio. Esta proporción é para limpar o estómago. Hai unha descrición de diferentes proporcións en diferentes enfermidades en Ayurveda. Amla é unha das poucas froitas do mundo, na que se atopan un total de cinco zumes. O sabor de Amla, Haran e Bahera parece case o mesmo. Triphala actúa como un axente de limpeza. Limpa dende a vía dixestiva ata os nervios.

Non obstante, o enema, o zume verde, a froita, a ensalada e os millos fan o mesmo na miña dieta. Polo tanto, non hai necesidade de Triphala. Aínda así, se alguén quere tomalo, pode tomalo, porque é completamente natural.

Información detallada de Millet

Aquí teremos a seguinte información sobre Millet
Que é Millet, cales son os seus beneficios, cantos tipos hai en total e nomes en inglés.
O millo é o gran do noso propio país. Que se comía en abundancia en todos os estados da India hai uns 40 anos. Pero agora só un número moi limitado de persoas consome. Por iso este gran coma se desaparecera. Pero en termos de saúde, é moitas veces mellor que o arroz e o trigo. Estou eloxiado só despois de consumilo directamente. Fixen unha investigación moi profunda sobre este gran. Todos sabedes que só consome Millos en cereais. A fibra está en cantidade equilibrada nos millos entre un 7% e un 12%. É moi importante ter fibra nos nosos alimentos porque a fibra non só limpa os nervios senón tamén a vía dixestiva. Sabemos moi ben que o 80-90% das enfermidades do mundo pasan polo estómago. O millo coida o estómago. Sexa cal sexan os outros grans que esteamos a comer, a cantidade de fibra neles é moi inferior ou só nominal. Por exemplo, só hai un 0,2% de fibra no arroz e un 1,2% no trigo. Tamén quitamos a fibra que hai no trigo pasándoa por unha peneira. Aquí falo do farelo. O pan que se come sen farelo queda atrapado nos nosos intestinos. E aquí é onde comeza a enfermidade. Esta é a raíz do gas, a acidez e o estreñimiento.

O millo é un gran non ácido. A persoa que ten acidez debe tomar millos en lugar de trigo. Cada alimento ten o seu propio Tasheer. Tasheer significa que entrará no corpo e creará calor, permanecerá uniforme ou proporcionará frescura. Aínda que a diferenza é pequena e unha persoa sa pode nin sequera sentir esta diferenza, pero para unha persoa enferma esta diferenza é como unha grande.

A beleza do millo é que tamén controla a glicosa no sangue. É capaz de facelo debido á súa fibra. Ao ser unha cantidade equilibrada de fibra, libera glicosa lentamente. Debido ao cal a cantidade de azucre no sangue non permanece alta. Teño moitos casos dispoñibles que teñen o seu azucre controlado a través de Millet. Hoxe todas esas persoas están libres de medicamentos con azucre. Hai que ter en conta unha cousa máis, o que fai que o resultado sexa aínda mellor, antes de comer Millet, come de 200 a 250 gramos de ensalada. Vimos que os que consumían ensalada con millo, o seu azucre controlábase mellor que os que consumían só millo.

O millo atópase principalmente en 9-10 tipos no noso país. Pero só falarei de cinco millos. Porque a cantidade de fibra nestes cinco millos é lixeiramente superior ao resto. É o seguinte respectivamente. 1. Brown Top (Green Kangni), 2. Foxtail (Kangni), 3. Kodo (Kodra) 4. Little (Kutki), 5. Barnyard (Sanwa)

Remollar durante 8 horas antes de facer o millo. Dixírese ben ao remollo dos alimentos, porque ten unha boa cantidade de fibra, polo que o remollo é moi importante. Despois de remollo, faino como arroz e consume. Deste xeito, substitúese o trigo e o arroz por completo polo millo.

Cacahuetes ecolóxicos

A miña principal fonte de proteína e graxa son os cacahuetes. Remóllao en auga durante oito horas, logo consumilo, o mellor momento para consumilo é despois do mediodía. Non o consumas de mañá cedo porque é moi pesado de dixerir. Polo tanto, tómao só despois de 8-10 meses de comezar a dieta. Despois de oito a dez meses de dieta, o sistema dixestivo faise moi forte. Cuxo sistema dixestivo é forte, pode consumilo en canto comece a dieta. Os cacahuetes conteñen un 50% de graxa de alta calidade e un 25% de altos niveis de proteína. A proteína presente nel está a nivel de leite e carne. Tamén pode ser consumido por persoas que sofren de azucre, porque a cantidade de hidratos de carbono é menor. Outra característica que eu e outras persoas que seguen a dieta notamos é que se limpa moi ben o colon despois de comelo.

A espiritualidade, o Bhagavad Gita e a consecución do Bhagavad Gyan

Este libro realmente me representa. Sexa cal sexa o coñecemento que conteña en min, todo o que aprendín na vida pola graza de Deus, incorporareino todo neste libro. Xa sexa relacionado coa alimentación, co Ayurveda ou coa espiritualidade.

O que falamos agora foi o coñecemento de manter o corpo físico en orde. Agora falaremos de controlar o corpo sutil, é dicir, a mente, o intelecto e os sentidos. O noso corpo non é só un corpo físico. Na súa esencia, o corpo sutil e a alma tamén están conectados. Todos estes conforman un ser humano. A enfermidade non vén só no corpo físico senón tamén no corpo sutil. Neste capítulo falarase de manter o corpo sutil saudable. Esta enfermidade chámase problema psicolóxico na lingua actual. Este problema está dentro da mente. Esta enfermidade non é máis que só e só medo. O medo xorde da ignorancia, se temos coñecemento, entón o noso medo tamén rematará. Este capítulo trata só de coñecemento. Este coñecemento da verdade non é meu. Este coñecemento é dito polo propio Señor. Neste capítulo explicareiche o mesmo coñecemento nunha linguaxe sinxela. A razón do medo que xorde na nosa mente é que non temos o coñecemento da nosa propia natureza. De onde vimos, a onde iremos despois de deixar o corpo da morte? Cal é o noso propósito nesta terra? Hai un mundo máis aló disto? Hai alguén aínda máis poderoso? Se todas estas preguntas teñen resposta, a nosa mente estará en paz. Haberá satisfacción na mente e poderás facer o teu traballo dun xeito pausado. Neste capítulo, tamén falaremos da meditación xunto co coñecemento de Deus. É necesario facer ambos xuntos, esa é a miña experiencia.

Queridos lectores, trouxen algúns versos do Bhagavad Gita na miña vida. Eses versos foron memorizados. Eu cántoas todos os días. Tamén se fixo unha profunda meditación nestes versos. Con este coñecemento, fun transformado e a túa vida tamén cambiará. A miña vida cambiou, así que estou incorporando este coñecemento neste libro. Con este coñecemento de Deus, atopei a resposta a todas as preguntas da vida. Non hai tal pregunta neste mundo á que Deus non respondese no Bhagavad Gita. Desde que adquirín estes coñecementos, non estou atrapado en ningún lugar da miña vida. Moitas veces quedamos atrapados en moitos lugares. Incapaz de tomar decisións en determinadas circunstancias. Nin sequera pode diferenciar entre o correcto e o mal. Pero se tes o coñecemento de Deus, entón tomarás a decisión nun santiamén. Hai dúas cousas neste mundo material, unha realidade e outra maya. Ata hoxe, todos estivemos considerando a Maya como a realidade e non tiñamos coñecemento de cal é a realidade. Esta é a causa da nosa tristeza. O sufrimento non é outra cousa que toda a miseria xorde desta ignorancia. Despois deste coñecemento poderás coñecer a diferenza entre a realidade e maia. Con este coñecemento preciso, todas as túas tristezas rematarán.

Unha cousa que notei é que non só na India, senón en todo o mundo estamos tratando só o corpo físico. Todos os hospitais, clínicas están tratando só o corpo físico. Esta é a razón pola que non estamos a obter o beneficio total. Por un lado recibimos tratamento e por outro comemos pastillas para a depresión e o insomnio. Para controlar a mente e curar a mente non se farán con estas pílulas. O sono non virá das pílulas. Se dormes despois de tomar unha pílula hoxe, despois de 4 meses durmir despois de tomar 2 pílulas. Porque agora a dose dunha pílula non funciona. Deste xeito a cantidade seguirá aumentando, cantas pílulas vai comer. Por iso é moi importante ter coñecemento da verdade última. Porque despois de coñecer a verdade definitiva, xa non fai falta ningún medicamento.

Bhagwat Gita - Algúns versos

*na jāyate mriyate vā kadāchin
nāyaṁ bhūtvā bhavitā vā na bhūyaḥ
organización nityaḥ śhāśhvato 'yaṁ
purāṇo
na hanyate hanyamāne śharīre - 2.20*

A alma nin nace, nin morre nunca; nin existindo unha vez, non deixa de selo. A alma é sen nacemento, eterna, inmortal e sen idade. Non se destrúe cando se destrúe o corpo.

*vāsānsi jīrṇāni yathā vihāya
navāni gṛihṇāti naro 'parāṇi
tathā śharīrāṇi vihāya jīrṇānya
nyāni sanyāti navāni dehī - 2.22*

Como unha persoa bota as vestiduras gastadas e leva outras novas, así mesmo, no momento da morte, a alma bota o seu corpo gastado e entra por outro novo.

*nainaṁ chhindanti śastrāṇi nainaṁ dahati
pāvakaḥ
na chainaṁ kledayantyāpo na śhoṣhayati
mārutaḥ - 2.23*

As armas non poden esnaquizar a alma, nin o lume pode queimala. A auga non pode mollalo, nin o vento pode secalo.

achchhedyo 'yam adāhyo 'yam akledyo 'śhoṣhya eva cha
nityaḥ sarva-gataḥ sthāṇur achalo 'yaṁ sanātanaḥ -

A alma é irrompible e incombustible; non se pode humedecer nin secar. É eterno, en todos os lugares, inalterable, inmutable e primordial.

karmaṇy-evādhikāras o mā phaleṣhu kadāchana
polo karma-phala-hetur bhūr polo saṅgo
'stvakarmaṇi - 2,47

Tes dereito a realizar os teus deberes prescritos, pero non tes dereito aos froitos das túas accións. Nunca te consideres a causa dos resultados das túas actividades, nin te apegues á inacción.

ioga-sthaḥ kuru karmāṇi saṅgaṁ tyaktvā dhanañjaya
siddhy-asiddhyoḥ samo bhūtvā samatvaṁ ioga uchyate - 2,48

Sexa firme no cumprimento do teu deber, O Arjun, abandonando o apego ao éxito e ao fracaso. Tal ecuanimidade chámase Yog.

yaḥ sarvatrānabhisnehas tat tat prāpya

śhubhāśhubham

nābhinandati na dveṣṭi tasya prajñā

pratiṣṭhitā - 2.57

Aquel que permanece desligado en todas as condicións, e non está encantado coa boa fortuna nin abatido pola tribulación, é un sabio cun coñecemento perfecto.

yadā sanharate chāyaṁ kūrmo 'ṅgānīva

sarvaśhaḥ

indriyāṇīndriyārthebhyas tasya prajñā

pratiṣṭhitā - 2,58

Aquel que é capaz de retirar os sentidos dos seus obxectos, así como unha tartaruga retira os seus membros na súa cuncha, está establecido na sabedoría divina.

dhyāyato viṣhayān puṁsaḥ saṅgas

teṣhūpajāyate

saṅgāt sañjāyate kāmaḥ kāmāt krodho

'bhijāyate 2.62

Mentres se contemplan os obxectos dos sentidos, desenvólvese apego a eles. O apego leva ao desexo, e do desexo xorde a ira.

krodhād bhavati sammohaḥ sammohāt

smṛti-vibhramaḥ

smṛti-bhranśhād buddhi-nāśho buddhi-

nāśhāt praṇaśhyati -2,63

A rabia leva a nublar o xuízo, o que resulta no desconcerto da memoria. Cando a memoria está desconcertada, o intelecto destrúese; e cando o intelecto é destruído, un é arruinado.

**rāga-dveṣha-viyuktais tu viṣhayān
indriyaiśh charan
ātma-vaśhyair-vidheyātmā prasādam
adhigachchhati - 2.64**

Pero quen controla a mente, e está libre de apego e aversión, mesmo mentres usa os obxectos dos sentidos, alcanza a Graza de Deus.

indriyāṇāṁ é a característica da mente

**tadasya harati prajñāṁ vāyur nāvam
ivāmbhasi - 2,67**

Do mesmo xeito que un forte vento arrastra un barco do seu curso fretado na auga, mesmo un dos sentidos nos que se centra a mente pode desviar o intelecto.

āpūryamāṇam achala-pratiṣhṭhaṁ

samudram āpaḥ praviśhanti yadvat

tadvat kamā yaṁ praviśhanti sarve
sa śhāntim āpnoti na kāma-kāmī - 2.70

Do mesmo xeito que o océano permanece inalterado polo fluxo incesante das augas dos ríos que se funden nel, así mesmo o sabio que non se move a pesar do fluxo de obxectos desexables ao seu redor alcanza a paz, e non a persoa que se esforza por satisfacer os desexos.

vihāya kāmān yaḥ sarvān pumānśh

charati niḥspṛhaḥ

nirmamo nirahankāraḥ sa śāntim
adhigachchhati - 2.711

Esa persoa, que renuncia a todos os desexos materiais e vive libre dun sentido de cobiza, propiedade e egoísmo, alcanza a paz perfecta.

prakṛiteḥ kriyamāṇāni guṇaiḥ karmāṇi

sarvaśhaḥ

ahankāra-vimūḍhātmā kartāham iti
manyate - 3.27

Todas as actividades realízanse polos tres modos de natureza material. Pero na ignorancia, a alma, enganada pola falsa identificación co corpo, pensa en si mesma como a que fai.

śhreyān swa-dharma viguṇaḥ para-

dharmat sv-anuṣhṭhitāt

swa-dharme nidhanaṁ śhreyaḥ para-

dharme bhayāvahaḥ 3,35

É moito mellor realizar o seu deber prescrito natural, aínda que está tinguido de faltas, que cumprir o deber prescrito doutro, aínda que perfectamente. De feito, é preferible morrer no cumprimento do propio deber, que seguir o camiño doutro, que está cheo de perigo.

kāma eṣha krodha eṣha rajo-guṇa-

samudbhavaḥ

mahāśhano mahā-pāpmā viddhyenam iha

vairiṇam

O Señor Supremo dixo: É só a luxuria, que nace do contacto co modo da paixón, e máis tarde se transforma en ira. Coñece isto como o inimigo pecador e devorador do mundo.

indriyāṇi mano buddhir asyādhiṣhṭhānam
uchyate
etair vimohayatyeṣha jñānam āvṛitya
dehinam 3.40

Dise que os sentidos, a mente e o intelecto son caldos de cultivo do desexo. A través deles, nubla o coñecemento e engana a alma encarnada.

imaṁ vivasvate iogaṁ proktavān aham
avyayam
vivasvān manave prāha manur
ikṣhvākave 'bravīt

4.01

O Señor Supremo Shree Krishna dixo: Ensinei esta ciencia eterna de Yog ao Deus Sol, Vivasvan, quen llo transmitiu a Manu; e Manu, pola súa banda, encargoullo a Ikshvaku.

vīta-rāga-bhaya-krodhā man-mayā mām
upāśhritāḥ
bahavo jñāna-tapasā pūtā mad-bhāvam
āgatāḥ - 4.10

Estando libres de apego, medo e rabia, absorbíndose por completo en min e refuxiándose en min, moitas persoas no pasado foron purificadas polo coñecemento de min e acadaron así o meu amor divino.

tyaktvā karma-phalāsaṅgaṁ nitya-tṛpto

nirāśhrayaḥ
karmaṇyabhipravṛitto 'pi naiva
kiñchit karoti saḥ - 4,20

Tales persoas, despois de abandonar o apego aos froitos das súas accións, sempre están satisfeitas e non dependen de cousas externas. A pesar de participar en actividades, non fan nada.

nirāśhīr yata-chittātmā tyakta-sarva-

parigrahaḥ śhārīraṁ kevalaṁ karma

kurvan nāpnoti kilbiṣham - 4.21

Libres de expectativas e do sentido de propiedade, coa mente e o intelecto totalmente controlados, non incorren en pecado aínda que realicen accións polo seu corpo.

yadṛichchhā-lābha-santuṣḥto dvandvātīto

vimatsaraḥ

samaḥ siddhāvasiddhau cha kṛitvāpi na
nibadhyate - 4.22

Contentos con calquera ganancia que veña por si mesmo, e libres de envexa, están máis aló das dualidades da vida. Estando equilibrados no éxito e no fracaso, non están obrigados polas súas accións, aínda que realizan todo tipo de actividades.

apāne juhvati prāṇaṁ prāṇe 'pānaṁ
tathāpare
prāṇāpāna-gatī ruddhvā prāṇāyāma-
parāyaṇāḥ
aparece niyatāhārāḥ prāṇān prāṇeṣhu
juhvati
sarve 'pyete yajña-vido yajña-kṣhapita-
kalmaṣhāḥ

Aínda outros ofrecen como sacrificio a respiración saínte na respiración entrante, mentres que algúns ofrecen a respiración entrante na respiración saínte.

Algúns practican arduamente prāṇāyām e frean as respiracións entrantes e saíntes, puramente absorbidas na regulación da enerxía vital. Porén, outros reducen a súa inxestión de alimentos e ofrecen o alento na enerxía vital como sacrificio. Todos estes coñecedores do sacrificio son limpos das súas impurezas como resultado de tales actuacións.

yaj jñātvā na punar moham evaṁ yāsyasi
pāṇḍava -

el bhūtānyaśheṣheṇa

drakṣhyasyātmanyatho mayi - 4,35

Seguindo este camiño e tendo conseguido a iluminación dun Guru, O Arjun, xa non caerás na ilusión. Á luz dese coñecemento, verás que todos os seres vivos non son máis que partes do Supremo e están dentro de Min.

api ched asi pāpebhyaḥ sarvebhyaḥ pāpa-

kṛit-tamaḥ

sarvaṁ jñāna-plavenaiva vṛijinaṁ

santariṣhyasi - 4.36

Mesmo aqueles que son considerados os máis inmorais de todos os pecadores poden cruzar este océano de existencia material sentándose no barco do coñecemento divino.

śhraddhāvānllabhate jñānaṁ dos paraḥ

sanyatendriyaḥ

jñānaṁ labdhvā parāṁ śhāntim

achireṇādhigachchhati -4,39

Aqueles cuxa fe é profunda e que practicaron o control da súa mente e dos seus sentidos alcanzan o coñecemento divino. A través de tal coñecemento transcendental, axiña alcanzan a paz suprema eterna.

jitātmanaḥ praśhāntasya paramātmā

samāhitaḥ

śhītoṣhṇa-sukha-duḥkheṣhu tathā

mānāpamānayoḥ - 6.7

Os ioguis que conquistaron a mente elévanse por riba das dualidades de frío e calor, alegría e tristeza, e honra e deshonra. Tales ioguis permanecen pacíficos e firmes na súa devoción a Deus.

ananya-chetāḥ satataṁ yo māṁ smarati

nityaśhaḥ

tasyāhaṁ sulabhaḥ pārtha nitya-yuktasya

yoginaḥ - 8.14

Oh Parth, para aqueles ioguis que sempre pensan en min con devoción exclusiva, son facilmente alcanzable pola súa constante absorción en min.

mayā tatam idaṁ sarvaṁ jagad avyakta-

mūrtinā

mat-sthāni sarva-bhūtāni na chāhaṁ

teṣhvavasthitaḥ -9.4

Toda esta manifestación cósmica está impregnada por min na miña forma non manifestada. Todos os seres vivos habitan en min, pero eu non habito neles.

na cha mat-sthāni bhūtāni pashya me
iogam aiśhwaram

bhūta-bhṛn na cha bhūta-stho mamātmā

bhūta-bhāvanaḥ - 9.5

E aínda así, os seres vivos non moran en min. Velaí o misterio da miña enerxía divina! Aínda que son o Creador e Sustentador de todos os seres vivos, non estou influenciado por eles nin pola natureza material.

patraṁ puṣhpaṁ phalaṁ toyaṁ yo me
bhaktyā prayachchhati

tadahaṁ bhaktyupahṛitam aśhnāmi
prayatātmanaḥ - 9,26

Se alguén me ofrece con devoción unha folla, unha flor, un froito ou mesmo auga, eu tomo deliciosamente ese artigo ofrecido con amor polo meu devoto en pura conciencia.

home-manā bhava tolo-bhakto tolo-yājī
māṁ namaskuru

mām evaiṣhyasi yuktvaivam ātmānaṁ

mat-parāyaṇaḥ - 9,34

Pensa sempre en min, dedícate a min, adorádeme e ofréceme reverencia. Despois de dedicarme a túa mente e corpo, certamente chegarás a min.

aham ātmā guḍākeśha sarva-bhūtāśhaya-

sthitaḥ

aham ādiśh cha madhyaṁ cha bhūtānām

anta eva cha - 10.20

O Arjun, estou sentado no corazón de todas as entidades vivas. Eu son o principio, o medio e o fin de todos os seres.

daṇḍo damayatām asmi nītir asmi

jigīṣhatām

maunaṁ chaivāsmi guhyānāṁ jñānaṁ

jñānavatām aham

Só son un castigo entre os medios para evitar a ilegalidade e unha conduta adecuada entre os que buscan a vitoria. Entre segredos estou o silencio, e no sabio son a súa sabedoría.

Yach chāpi sarva-bhūtānāṁ bījaṁ tad

aham, oh Arjuna

na tad asti vinā yat syān mayā bhūtaṁ
charācharam

Son a semente xeradora de todos os seres vivos, O Arjun. Ningunha criatura que se move ou non pode existir sen min.

yad yad vibhūtimat sattvaṁ śhrīmad
ūrjitam eva vā
tat tad evāvagachchha tvaṁ mama tejo
'nśha-sambhavam

Sexa que sexa o que vexas como fermoso, glorioso ou poderoso, sabe que brota dunha faísca do meu esplendor.

atha vā bahunaitena kiṁ jñātena
tavārjuna
viṣhṭabhyāham idaṁ kṛitsnam ekānśhena
sthito jagat

Que necesidade hai de todo este coñecemento detallado, O Arjun? Simplemente saiba que por unha fracción do Meu ser, invado e apoio toda esta creación.

śrī-bhagavān uvācha
`kalo 'smi loka-kṣhaya-kṛit pravṛiddho`

lokān samāhartum iha pravṛttaḥ

ṛte 'pi tvāṁ na bhaviṣhyanti sarve

ye 'vasthitāḥ pratyanīkeṣhu yodhāḥ - 11.32

O Señor Supremo dixo: Eu son o tempo poderoso, a fonte de destrución que sae para aniquilar os mundos. Mesmo sen a túa participación, os guerreiros agrupados no exército contrario deixarán de existir.

ye tv akṣharam anirdeśhyam avyaktaṁ
paryupāsate
sarvatra-gam achintyañcha kūṭa-stham
achalandhruvam
sanniyamyendriya-grāmaṁ sarvatra
sama-buddhayaḥ
te prāpnuvanti mām eva sarva-bhūta-hite
ratāḥ

Pero os que adoran o aspecto informe da Verdade Absoluta —o imperecedoiro, o indefinible, o non manifestado, o omnipresente, o impensable, o inmutable, o eterno e o inamovible—, cofrendo os seus sentidos e sendo equilibrados en todas partes, tales persoas, dedicadas ao benestar de todos os seres, tamén me conseguen.

ye tu sarvāṇi karmāṇi mayi sannyasya

mat-paraḥ

ananyenaiva yogena māṁ dhyāyanta

upāsate

teṣhām ahaṁ samuddhartā mṛtyu-

saṁsāra-sāgarāt

bhavami na chirāt pārtha mayy āveśhita-

chetasām

Pero aqueles que me dedican todas as súas accións, considerándome como a meta suprema, adorándome e meditando en Min con devoción exclusiva, oh Parth, lívoos rapidamente do océano do nacemento e da morte, porque a súa conciencia está unida comigo.

mahā-bhūtāny ahankāro buddhir
avyaktam eva cha

indriyāṇi daśhaikaṁ cha pañcha

chendriya-gocharāḥ

O campo de actividades está composto polos cinco grandes elementos, o ego, o intelecto, a materia primordial non manifestada, os once sentidos (cinco sentidos de coñecemento, cinco sentidos de traballo e mente) e os cinco obxectos dos sentidos.

ichchhā dveṣhaḥ sukhaṁ duḥkhaṁ

saṅghātaśh chetanā dhṛitiḥ

etat kṣhetraṁ samāsena sa-vikāram

udāhṛitam

O desexo e a aversión, a felicidade e a miseria, o corpo, a conciencia e a vontade, todo isto comprende o campo e as súas modificacións.

amānitvam adambhitvam ahinsā kṣhāntir
āryavam
āchāryopāsanaṁ śhauchaṁ sthairyam
ātma-vinigrahaḥ
indriyārtheṣhu vairāgyam anahankāra
eva cha
janma-mṛityu-jarā-vyādhi-duḥkha-
doṣhānudarśhanam
asaktir anabhiṣhvaṅgaḥ putra-dāra-
gṛihādiṣhu
nityaṁ cha sama-chittatvam
iṣhṭāniṣhṭopapatiṣhu
mayi chānanya-yogena bhaktir
avyabhichāriṇī

vivikta-deśha-sevitvam aratir jana-
sansadi
adhyātma-jñāna-nityatvaṁ tattva-
jñānārtha-darśhanam
etaj jñānam iti proktam ajñānaṁ yad ato
'nyathā

Humildade; liberdade de hipocrisía; a non violencia; perdón; sinxeleza; servizo do Guru; limpeza do corpo e da mente; firmeza; e autocontrol; desapaixón cara aos obxectos dos sentidos; ausencia de egoísmo; tendo presente os males do nacemento, da enfermidade, da vellez e da morte; non apego; ausencia de aferrarse ao cónxuxe, aos fillos, ao fogar, etc. equidade no medio dos acontecementos desexados e non desexados da vida; devoción constante e exclusiva cara a min; unha inclinación polos lugares solitarios e unha aversión á sociedade mundana; constancia no coñecemento espiritual; e a procura filosófica da Verdade Absoluta, todo isto declaro que son coñecemento, e o que lle é contrario, chámoo ignorancia.

sarva-dvāreṣhu dehe 'smin prakāśha
upajāyate
jñānaṁ yadā tadā vidyād vivṛddhaṁ
sattvam ity uta
lobhaḥ pravṛttir ārambhaḥ karmaṇām
aśhamaḥ spṛhā

rajasy etāni jāyante vivṛddhe

bharatarṣhabha

aprakāśho 'pravṛittiśh cha pramādo moha eva cha

tamasy etāni jāyante vivṛddhe kuru-nandana

Cando todas as portas do corpo estean iluminadas polo coñecemento, saiba que é unha manifestación do modo de bondade. Cando predomina o modo da paixón, oh Arjun, desenvólvense os síntomas da cobiza, o esforzo por gañar mundanos, a inquietude e o desexo. O Arjun, a esixencia, a inercia, a neglixencia e a ilusión: estes son os signos dominantes do modo de ignorancia.

sattvāt sañjāyate jñānaṁ rajaso lobha eva cha

pramāda-mohau tamaso bhavato 'jñānam eva cha

Do modo da bondade xorde o coñecemento, do modo da paixón xorde a cobiza e do modo da ignorancia xorden a neglixencia e o engano.

A esencia do Bhagavad Gita tal e como entendín e asimilaba.

Non somos o corpo. Somos alma. O corpo é coma un pano. A forma en que seguimos cambiando de roupa, do mesmo xeito que nós, a alma, seguimos cambiando o corpo. Do mesmo xeito que non estamos apegados á roupa, do mesmo xeito non debemos estar apegados ao corpo. Este apego é a causa das penas. Non hai morte da alma, entón a que debemos ter medo? Aínda estaremos alí mañá. Estiveron alí mesmo antes desta creación, estarán alí mesmo despois do fin deste mundo. Entón, elimina o medo da túa mente. A alma é a parte de Deus. Isto é o que o propio Señor di no capítulo 10.

forma correcta de actuar
Temos dereito a facer o traballo, pero o froito da acción non está nas nosas mans, está nas mans de Deus. Por iso debemos seguir traballando, sen pensar nunca que imos ter éxito ou fracasar. Imos gañar ou perder. Morreremos ou viviremos? O karma debe facerse segundo os deberes. O karma nunca se debe facer para o cumprimento dos propios desexos. A persoa que traballa para o cumprimento dos seus desexos sempre é infeliz. Porque o desexo é unha carga. Sempre nacen novos desexos dentro de nós. Despois do cumprimento dun desexo, nace outro desexo.

Entón, cantos desexos cumprirás? Non hai fin para os desexos. Polo tanto, a vida debe ser vivida co deber e non para o cumprimento dos propios desexos.

En todas as circunstancias, temos unha auto-xusticia. E o swadharma de todos nós é diferente en diferentes circunstancias. Por iso non debemos facer ningún traballo visto por ninguén. O traballo debe facerse segundo a propia relixión. Nalgunhas circunstancias pode ser Swadharma para min quitarlle a vida a alguén. E dar vida a alguén baixo calquera circunstancia tamén pode ser Swadharma para min. Ten que decidir cal é o seu Swadharma en determinadas circunstancias.

Fai karma superando os beneficios e as perdas.

Ao contemplar un tema unha e outra vez, apegámonos a ese tema. Aquí o suxeito pode ser tanto unha persoa como un obxecto. Meditando sobre algo unha e outra vez, xurdirá o desexo de acadar ese tema. Se non se recibe esa cousa, xurdirá a ira. E a nosa memoria confúndese coa rabia. E cuxa memoria se confunde, o intelecto desa persoa destrúese, porque o intelecto descansa só nos recordos. Se borro todos os recordos da túa mente parecerás tolo.

Contemplando as materias pasan dúas cousas, ou se conseguirá a materia ou non se conseguirá. A descrición do que ocorrerá se non se recibe deuse anteriormente. Agora, se o consigo, describirei o que vai pasar. Se o obxecto se gaña, hai medo a perdelo. Os problemas non van rematar. Hai problemas para recibir e non para recibir. Sempre seguimos pensando que se obtemos unha cousa tan fecunda, entón chegará a felicidade. Pero mesmo despois do logro, a felicidade é momentánea. En realidade, a felicidade non está nas materias, estamos buscando o mundo equivocado, a felicidade está dentro de ti. Se non cres, fai meditación e mira, o leite de leite converterase en auga de auga. Eu mesmo o experimentei, tamén deberías probalo. Polo tanto, a contemplación dos temas sempre levará a penas.

A rabia xorde dos desexos, así que non manteñas os desexos. digo unha e outra vez. Vive a vida non para o cumprimento dos desexos senón para o cumprimento dos deberes. O desexo é o noso inimigo, é o noso inimigo. Canto antes mates a este inimigo, mellor.

Podes ser perfecto desde dentro, agora e neste mesmo momento. Pero nunca pode ser perfecto dende fóra. Así que sempre está satisfeito. Porque na vida non podes estar satisfeito nin conseguindo todo dende fóra. Así que aprende a estar satisfeito hoxe e agora.

Todo este mundo é unha posición en Deus. Deus apoderouse do mundo. Debe ter atopado esta cousa estraña, que como pode Deus manter unha creación tan enorme. Gustaríame poñer un exemplo, este corpo é posuído por nós, é dicir, unha alma sutil. O que nin sequera é visible é tan sutil. Mentres haxa unha alma no corpo, un corpo tan grande segue movendo, pero en canto esa alma sutil abandona o corpo, do mesmo xeito o corpo cae cun estrondo. Do mesmo xeito que unha alma sutil sostén un corpo tan grande, do mesmo xeito o Señor mantén toda a creación.

Sexa fiel e ten fe en Deus. Saúdaos sempre. Lembrádeos sempre. Sélle sempre agradecido. Dálle grazas a Deus por todo. Pon a túa mente neles.

Últimas palabras

Estimados lectores,

Estou traballando neste campo dende os últimos dous anos. Nos últimos dous anos, seguindo as instrucións que dei, milleiros de persoas curaron as súas moitas enfermidades conectando coa natureza e adoptando a natureza. Polo tanto, esta experiencia non só é miña, senón que tamén se lle sumou a experiencia de miles de persoas. Nunca tería sido capaz de escribir este libro na miña vida e se puiden escribilo, puiden escribilo por culpa destes miles de persoas, porque estas persoas son o almacén da miña confianza. Eu era unha persoa que falaba menos coa xente. Tivo contacto con poucas persoas. Era imposible para min falar nunha plataforma nalgún lugar. Pero hoxe son unha persoa diferente. Todo isto do propio coñecemento, cando o coñecemento flúe dentro dunha persoa, convértese nun poder completamente diferente.

Ao final, diríavos a todos que tamén debedes conectar coa natureza e adoptar alimentos naturais se queredes estar libres de enfermidades ao longo da vosa vida. Quen pode falar da túa saúde mellor ca ti? Entendemos o valor máis alto da saúde cando estamos enfermos. Por que non entendemos antes, primeiro temos isto absolutamente libre de Deus. E dixemos que agradecemos as cousas recibidas de balde. Entón, cando o consigas de novo, tamén coñecerás o seu valor. E cando se coñeza o valor, só se colocarán neste corpo alimentos naturais puros e pensamentos positivos. E entón coñecerás completamente este corpo, o que é beneficioso e o que é prexudicial para este corpo. O coñecemento do que falo aquí é o dos alimentos e dos pensamentos que son beneficiosos para o corpo, e non do que o corpo penetre dentro do corpo. Nunca podes facelo aínda que leve séculos. Todas as cousas creadas por Deus pertencen ao coñecemento e a natureza tamén é creada por Deus. É por iso que a natureza sabe máis do noso corpo que nós. Polo tanto, a comida preparada pola natureza é absolutamente adecuada para o noso corpo, e a comida que preparamos non é adecuada para o noso corpo. Polo tanto, cando as persoas comen alimentos naturais completos, as súas enfermidades curan, a única diferenza é que a natureza ten un coñecemento completo, e nós temos medio incompleto.

Só puiden escribir este libro e só porque levo dous anos vivindo a vida do inferno, polo que sei o valor deste coñecemento. Escribín este libro aínda despois de espertar ás dúas da noite, porque non podía ter tempo durante o día. Por que me levantei pola noite e escribín, porque sei o prezo deste valioso coñecemento. Seino, se tivese este coñecemento antes de enfermar, non tería vivido no inferno durante dous anos.

Estimados lectores,
Se hai unha contradición en calquera das miñas cousas, entón só pode haber dúas cousas, ou eu

non son capaz de explicar a través de palabras, ou non é capaz de entender. Non podemos expresalo todo con palabras. Por exemplo, supoñamos que nunca comeches papaia, agora como che explico a dozura da papaia. Chamámoslle doce a toda dozura. Pero a verdade non é esta. A dozura do gulab jamun é semellante á dozura da papaia? Pero dicimos que a papaia é doce, pero Gulab Jamun tamén se chama doce. Só intento explicar que todo non se pode expresar con palabras, algunhas cousas enténdense só experimentando. Este coñecemento completo está cheo de verdade, así que libre de dúbidas e asimila este coñecemento.

Grazas,

Yogacharya Shri Anmol Yadav

queridoAmigos
Se hai algún erro na tradución deste libro, perdoade, só intento transmitirvos o coñecemento desta verdadeira e pura experiencia nesta lingua. Sei o valor deste coñecemento. Porque por falta destes coñecementos, levo 2 anos sufrindo.

Sempre dou os meus datos de contacto porque son traballadora social. Se non podes contactar comigo, o meu servizo social é en balde.
Móbil e WhatsApp- (India) +91-9115112763, +91-8054499284

Ligazóns de redes sociais
Youtube - Yogacharya Shri Anmol Yadav
Facebook - Yogacharya Shri Anmol Yadav
Amazon Todos os libros -
www.amazon.com/author/anmolyadav

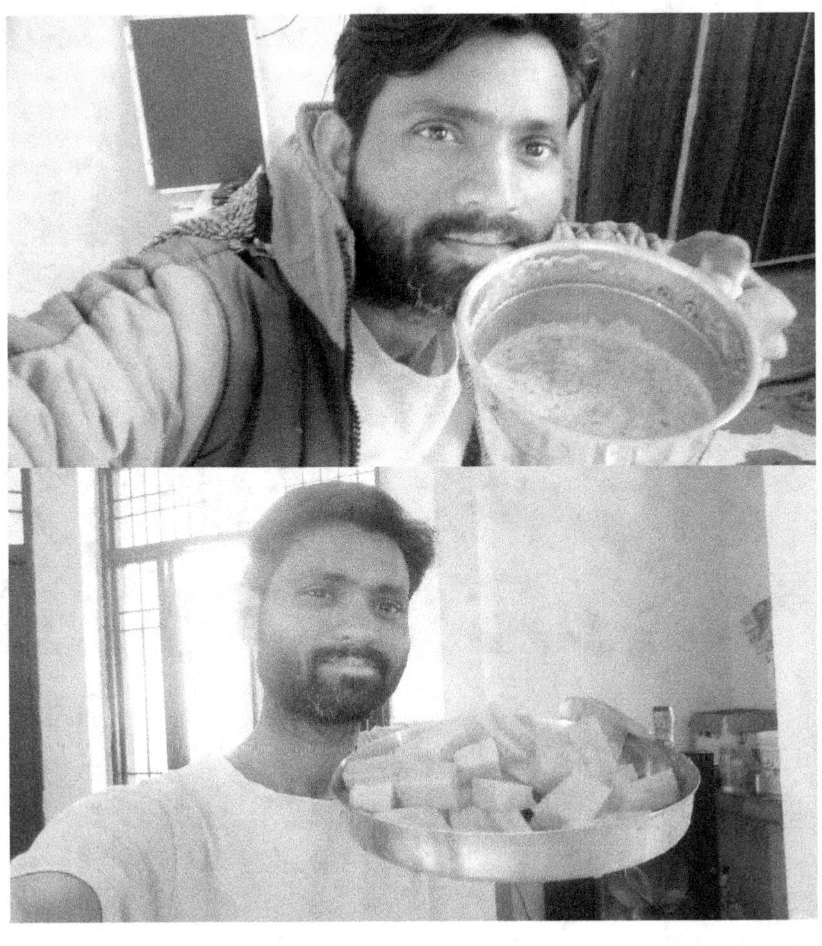

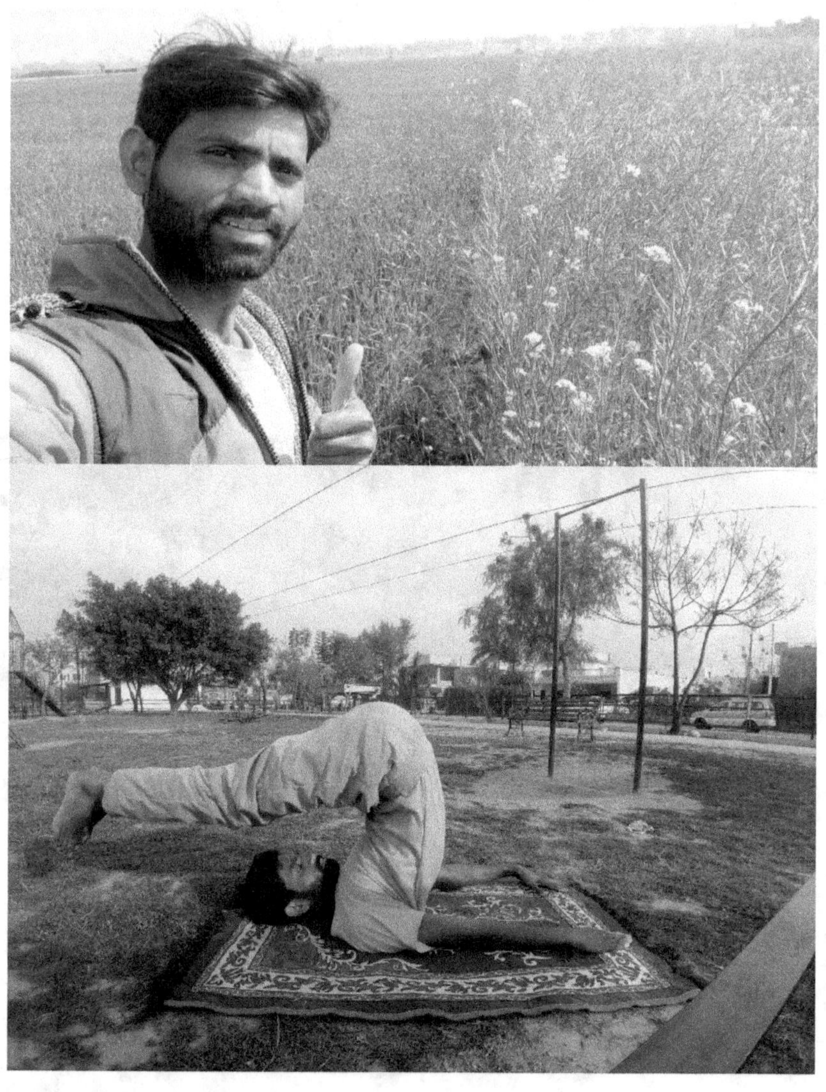

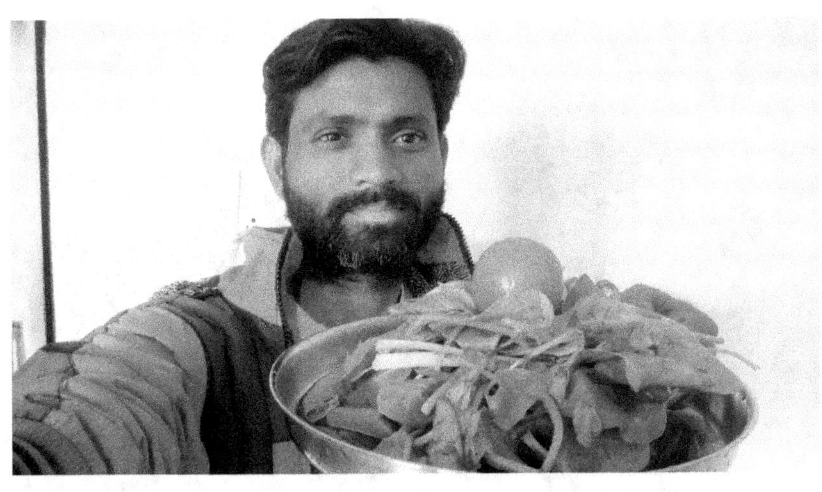

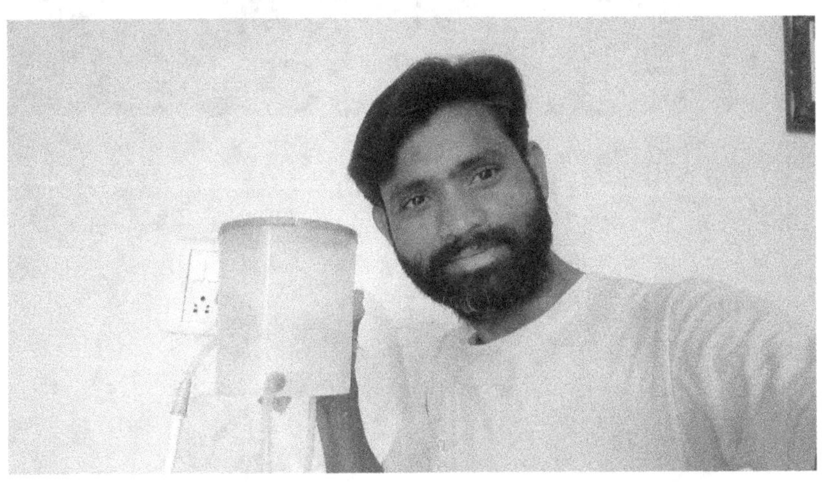

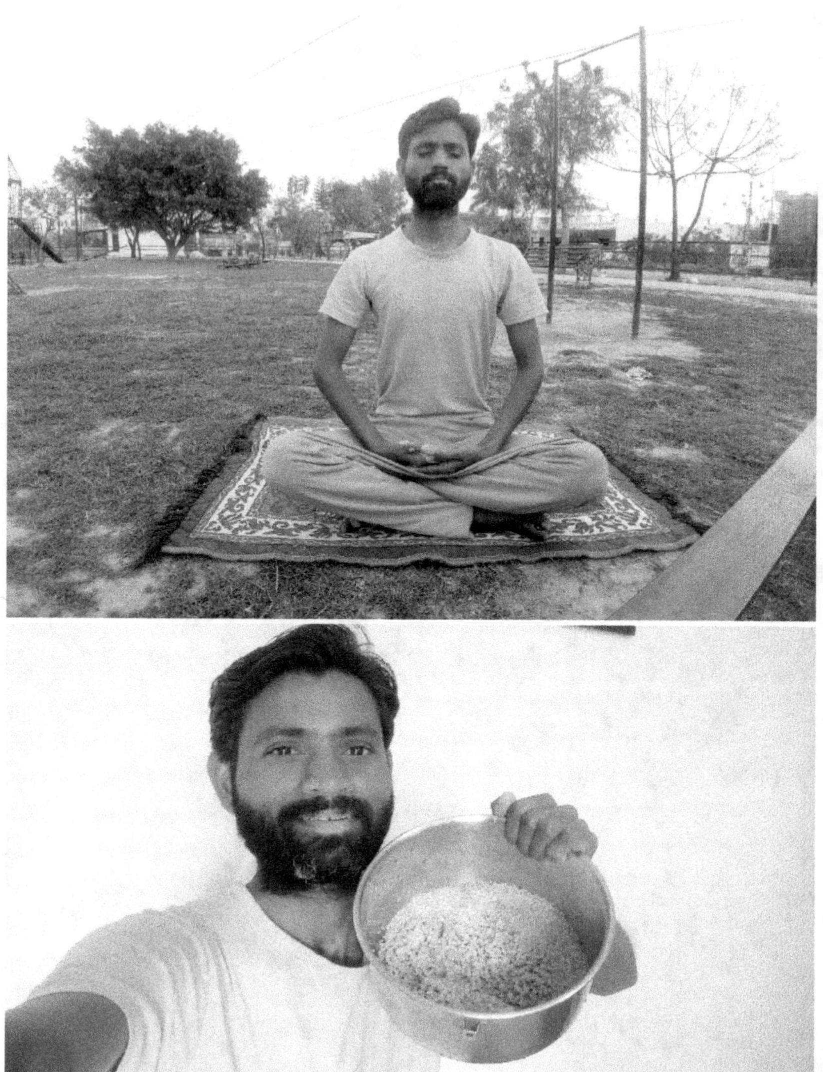

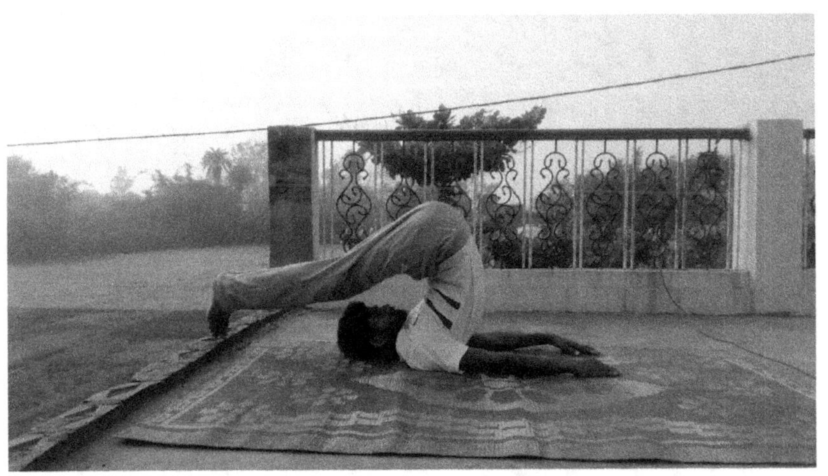

www.ingramcontent.com/pod-product-compliance
Lightning Source LLC
Chambersburg PA
CBHW051818250726
48659CB00005B/1552